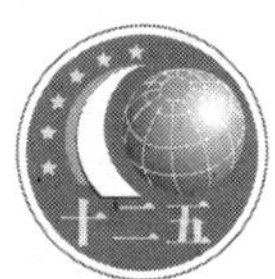

卫生部“十二五”规划教材
全国高等医药教材建设研究会“十二五”规划教材
全国高职高专教材　供五年一贯制护理学专业用

护理美学基础

主　编　朱　红

编　者（以姓氏笔画为序）

毛盛锦（江西护理职业技术学院）
朱　红（山西职工医学院）
李述平（山西职工医学院）
汪宝德（甘肃省定西卫生学校）
陈历健（重庆医药高等专科学校）
赵　颖（菏泽医学专科学校）
赵正梅（安徽医学高等专科学校）
郝庆娟（黑龙江护理高等专科学校）
董　蔷（哈尔滨医科大学护理学院）
魏　冬（河北省张家口教育学院）

人民卫生出版社

图书在版编目(CIP)数据

护理美学基础/朱红主编. —2 版. —北京：人民卫生出版社，2011.7

ISBN 978-7-117-14490-2

Ⅰ.①护… Ⅱ.①朱… Ⅲ.①护理学-美学-教材
Ⅳ.①R47-05

中国版本图书馆 CIP 数据核字(2011)第 110806 号

护理美学基础

第 2 版

主　　编：朱　红
出版发行：人民卫生出版社（中继线 010-59780011）
地　　址：北京市朝阳区潘家园南里 19 号
邮　　编：100021
E - mail：pmph @ pmph.com
购书热线：010-59787592　010-59787584　010-65264830
印　　刷：北京人卫印刷厂
经　　销：新华书店
开　　本：787×1092　1/16　　印张：10
字　　数：249 千字
版　　次：2004 年 10 月第 1 版　　2018 年 7 月第 2 版第 13 次印刷
标准书号：ISBN 978-7-117-14490-2/R・14491
定价（含光盘）：34.00 元

第二轮全国高职高专五年一贯制护理学专业卫生部规划教材

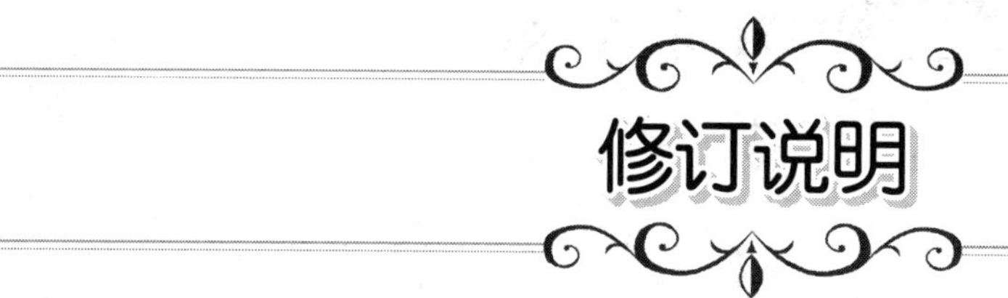

修订说明

第一轮全国高职高专五年一贯制护理学专业卫生部规划教材是由全国护理学教材评审委员会和卫生部教材办公室2004年规划并组织编写的，在我国高职高专五年一贯制护理学专业教育的起步阶段起到了非常积极的作用，很好地促进了该层次护理学专业教育和教材建设的发展和规范化。

全国高等医药教材建设研究会、全国卫生职业教育护理学专业教材评审委员会在对我国高职高专护理学专业教育现状（专业种类、课程设置、教学要求）和第一轮教材使用意见调查的基础上，按照《教育部关于加强高职高专教育人才培养工作的意见》等相关文件的精神，组织了第二轮教材的修订工作。

本轮修订的基本原则为：①体现“三基五性”的教材编写基本原则：基本理论和基本知识以“必须、够用”为度，可适当扩展，强调基本技能的培养。在保证教材思想性和科学性的基础上，特别强调教材的适用性与先进性。同时，教材融传授知识、培养能力、提高素质为一体，重视培养学生的创新能力、获取信息的能力、终身学习的能力，突出教材的启发性。②符合和满足高职高专教育的培养目标和技能要求：本套教材以高职高专护理学专业培养目标为导向，以护士执业技能的培养为根本，力求达到学生通过学习本套教材具有基础理论知识适度、技术应用能力强、知识面较宽、综合素质良好等特点。③注意与本科教育和中等职业教育的区别。④注意体现护理学专业的特色：本套教材的编写体现对“人”的整体护理观，使用护理程序的工作方法，并加强对学生人文素质的培养。⑤注意修订与新编的区别：本轮修订是在上版教材的基础上进行的修改、完善，力求做到去粗存精，更新知识，保证教材的生命力和教学活动的良好延续。⑥注意全套教材的整体优化：本套教材注重不同教材内容的联系与衔接，避免遗漏和不必要的重复。⑦注意在达到整体要求的基础上凸显课程个性：全套教材有明确的整体要求。如每本教材均有实践指导、教学大纲、中英文名词对照索引、参考文献；每章设置学习目标、思考题、知识链接等内容，以帮助读者更好地使用本套教材。在此基础上，强调凸显各教材的特色，如技能型课程突出技能培训，人文课程增加知识拓展，专业课程增加案例导入或分析等。⑧注意包容性：本套教材供全国不同地区、不同层次的学校使用，因此教材的内容选择力求兼顾全国多数使用者的需求。

全套教材共29种，配套教材15种，配套光盘12种，于2011年9月前由人民卫生出版社出版，供全国高职高专五年一贯制护理学专业师生使用，也可供其他学制使用。

第二轮教材目录

序号	教材名称	配套教材	配套光盘	主编	指导评委
1	人体结构学	√	√	杨壮来　牟兆新	赵汉英
2	病理学与病理生理学	√	√	陈命家	姜渭强
3	生物化学			赵汉芬	黄　刚
4	生理学			潘丽萍	陈命家
5	病原生物与免疫学	√		许正敏	金中杰
6	护理药理学	√	√	徐　红	姚　宏
7	护理学导论	√	√	王瑞敏	杨　红
8	基础护理技术	√	√	李晓松	刘登蕉
9	健康评估	√		薛宏伟	李晓松
10	护理伦理学			曹志平	秦敬民
11	护理心理学		√	蒋继国	李乐之
12	护理管理与科研基础	√		殷　翠	姜丽萍
13	营养与膳食			林　杰	路喜存
14	人际沟通			王　斌	李　莘
15	护理礼仪		√	刘桂瑛	程瑞峰
16	内科护理学	√	√	马秀芬　张　展	云　琳
17	外科护理学	√	√	党世民	熊云新
18	妇产科护理学	√	√	程瑞峰	夏海鸥
19	儿科护理学	√		黄力毅　张玉兰	梅国建
20	社区护理学			周亚林	高三度
21	中医护理学	√		陈文松	杨　军
22	老年护理学	√		罗悦性	尚少梅
23	康复护理学			潘　敏	尚少梅
24	精神科护理学		√	周意丹	李乐之
25	眼耳鼻咽喉口腔科护理学			李　敏	姜丽萍
26	急危重症护理学	√		谭　进	党世民
27	社会学基础			关振华	路喜存
28	护理美学基础		√	朱　红	高贤波
29	卫生法律法规			李建光	王　瑾

第一届全国卫生职业教育护理学专业教材

评审委员会名单

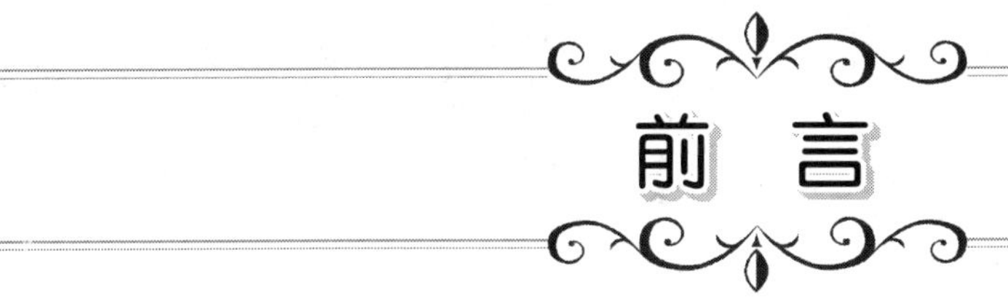

前 言

为了贯彻《中共中央国务院关于深化教育改革，全面推进素质教育的决定》和国家中长期教育规划精神，提高护士综合素养，适应迅猛发展的护理专业人才培养需求，卫生部教材办公室和全国卫生职业教育教学指导委员会，根据新形势特点，组织全国专家对五年一贯制护理学专业教学计划、大纲和教材进行了修订，以供相关卫生职业院校选用，《护理美学基础》即是其中之一。

《护理美学基础》是增强护生对自然美、社会美、艺术美，尤其是对人类自身之美、专业建设之美的审美认识和审美创造的素质教育课程，旨在体现“知识、能力、素质”的教育思想，激发审美情感，提高审美意识，培养科学精神和创造性思维习惯，以全面提高护生综合职业素质。

本教材在第一版的基础上进行了修订。全书以美学基本理论为构架，内容丰富，阐述明了，举例生动，并结合专业特点，呈现“美”在护理实践中的应用，注重教材可读性与科学性、实用性的结合。内容包括美育概述、美与美学、美感与审美、自然美、社会美、艺术美、形式美、优美和崇高、悲剧和喜剧、护理美学十个章节，并随正文内容附设阅读材料（文中以楷体字表示）、文图欣赏、思考题与实践训练题，后附教学大纲作为各校教学使用时参考。

本书在编写过程中，参考、借鉴了一些相关成果，并得到了山西职工医学院、安徽医学高等专科学校、厦门医学高等专科学校、各编者所在单位及高贤波老师的大力支持和帮助，在此一并表示衷心感谢。

由于本书是职业教育中的人文类教材，可参考的教材和书籍较少，加之编者学识水平、能力和经验有限，书中难免存在错误与疏漏之处，恳请各位读者不吝指正。

朱 红

2011年6月

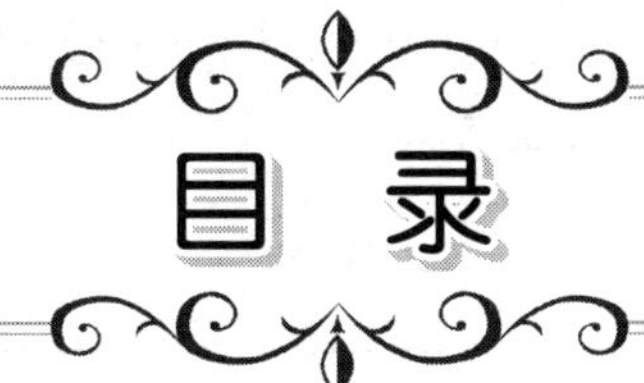

目录

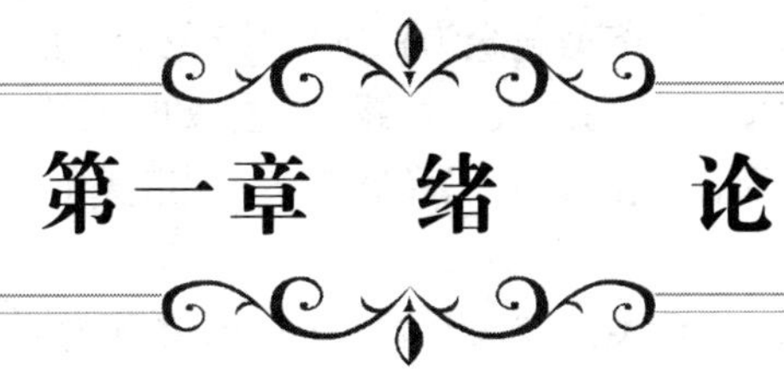

第一章 绪 论

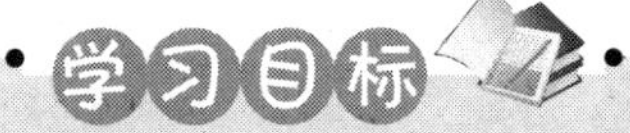

1. 掌握护理美育的概念、作用及特点。
2. 熟悉护理美育的原则和任务。
3. 了解护理美育与人文护理的关系。

在神秘的宇宙世界，在漫长的人类历史长河中，美无处不在，且无时无处不在被创造着。美，是人们追求美好生活的主要内容之一；爱美，是人的精神需要的最高境界；美学，作为研究人与现实之间审美关系的学科，它的产生同样离不开美，离不开人们审美实践的积累，离不开相关学科的发展。

现代护理学的发展，对护士在护理实践中科学地认识美、鉴赏美、运用美的能力提出了更高的要求，学习《护理美学基础》，对培养护士健康的审美情趣、提高护士人文素养、训练护士思维能力、拓展护士相关知识，让护士在“美育”中不断成长和提高，都具有重要的现实意义。

第一节 美 育

一、美育概述

（一）美育的概念

美育，又称审美教育，是按照美的标准培养人的形象化情感教育。它一般包括美感教育、美学知识教育和学科美育等几方面。

1. 美感教育 是指运用美的规律，通过审美实践训练，以强化人的感知、想象、情感、理解等心理能力，健全人的审美心理结构，培养敏锐的审美能力和审美创造力。

2. 美学知识教育 主要是开展美学原理等方面的教育，以提高人们的审美趣味和美学素养，帮助人们树立正确的审美观念和审美理想。

3. 学科美育 主要是指在教学活动中，如何应用美学知识来指导学科实践，把枯燥的理论变成美好的形象，把教师单纯的知识灌输变成师生间平等的交流。

通过上述三个方面的相互补充与配合，造就一代具有敏锐的感受力、丰富的个性、高尚的审美情趣和道德修养以及有多种爱好和广泛知识的新人。

(二) 美育与人的发展

美育以特定时代、特定阶级的审美观念为标准,以形象为手段,以情感为核心,以实现人的全面发展为宗旨。这种教育可以陶冶人的情操、丰富人的感情、开阔人的视野,可以使人具有一定的美的理想、美的品格、美的素养以及欣赏美、创造美的能力。

(三) 美育与其他教育

美育是一种如何塑造美、创造美的立美教育,它是融德育为心灵之美,融智育为灵秀之美,融体育为健壮之美,融劳动为创造之美的单项教育过程,也是德、智、体、美、劳诸育相互渗透和交融所呈现出来的完美而统一的教育过程。

二、美育的意义和研究对象

(一) 美育的意义

1. 美育是素质教育的重要内容 实施素质教育的关键,是将道德、知识等教育转化为人的一种精神素质,使之具有真善美相统一的人格。美育具有全方位的渗透作用,可促进人的心理结构的“内化”,以全面提高人的素质。

2. 美育是陶冶情操、完善人格的有效手段 美育可通过生动、具体的美的形象,激发和净化人的感情,以美导真、以美导善,潜移默化地起到陶冶情操、完善人格的作用,最终达到美化和提高人的精神境界的目的。

3. 美育是激发创造热情、培养新型人才的强大动力 教育的精髓是启迪智慧、培养创新精神,美所激发的情感,是人们创造新世界,探索科学奥秘的巨大动力。

4. 美育是进行情感教育的重要途径 人的行动总是受一定的情感支配,人的情感对人生的实践具有重要的意义,而情感的开发与升华,只能通过情感的作用。

(二) 美育的研究对象

美育不是一般的艺术教育和情感教育,而是关系到人的精神世界水平的教育,其基本目的是全面地培养人。美育研究的对象是人的审美活动和审美创造的发展规律及其特点。美育只有把握这一基本目的和研究对象,才能针对不同的教育对象,有的放矢地进行工作,才能有效地促进人的精神素质的提高。

三、美育途径

(一) 家庭美育

1. 父母的行为 父母是孩子的第一任老师,其言谈举止对孩子美的品德的塑造具有决定性意义。

2. 感情的交流 家庭不能没有爱,孩子没有爱等于生活中缺少了阳光。爱作为一种教育,可以在情感和思想上对孩子关心、支持和引导。

3. 良好的氛围 良好的家庭氛围是人的生活的重要组成部分,对人的生理和心理都会产生直接的作用和影响。

4. 增强荣誉感 营造家庭荣誉感是家庭美育的重要内容之一。作为父母一定要从小培养孩子的家庭荣誉感,为他(她)今后走向社会奠定良好的基础。

(二) 学校美育

学校美育贯穿于教育教学的各个方面,无论从课程设置、教学方法、教学手段、教学过程、教师素质，还是从学校环境、课外活动，都会对学生个性的发展、文明行为的培养、实践能力的提高以及正常的情感交流产生重要的影响。

(三) 社会美育

社会美育和家庭美育、学校美育相比，有着更为广泛的内容和特点。因为人不仅是一个生物的人，更是一个社会的人。作为一个社会的人总是生活在一定的社会环境中，随时会受到各种社会审美形态和审美心理的影响，因而美育也是在有形无形中起着作用。重视并搞好社会美育，对整个社会的文明化进程将会有较大的促进作用。

四、美育发展简史

(一) 西方美育发展简史

1. 古代希腊与罗马美育 古代希腊与罗马，在人类思想文化史上是一个非常重要的时期。柏拉图是古希腊较为系统地研究并阐述美育理论的哲学家、美学家，他十分重视教育，尤其是幼儿教育、音乐教育及美育的形式和内容。他主张 7～17 岁的青少年应主要学习音乐和文学，然后再学习体育和其他方面的知识。贺拉斯是古罗马时期有名的诗人，也是一位有影响的美学家，他提出了“寓教于乐”的著名观点。

2. 欧洲中世纪美育 在欧洲中世纪这一漫长的历史时期，教育带有强烈的宗教性质。因此中世纪的美育是神学美育。影响最大的美学家是奥古斯丁，他把美分成最高的和无限的、低级的和有限的两类，他视上帝为万美之源，认为只有神与上帝的美才是一切美的源泉和最高的美。他肯定艺术的情感作用，主张将艺术用于宗教教育。

3. 文艺复兴运动时期的美育 在 14～16 世纪的欧洲文艺复兴运动时期，许多思想家都提出了“遵循自然”的原则，宣传以人为本。著名诗人但丁在《神曲》中，深刻揭露了教皇政权的黑暗与罪恶，他强调美与艺术的社会功用；著名艺术家达·芬奇的《蒙娜丽莎》、《最后的晚餐》等，都代表了当时艺术的最高成就；教育家、美学家夸美纽斯高度重视人的全面发展，认为教育是“艺术中的艺术”，特别强调直观性教学原则。

4. 西方近代美育 从 17 世纪中叶起的西方近代时期是美育史上的重要阶段，随着美学和教育学作为独立学科的出现，审美教育也日益为人重视而得到重大发展。法国启蒙思潮先驱者卢梭的《爱弥儿》，被称为“新旧教育的分水岭”；德国艺术家和美学家席勒所完成的《美育书简》作为“美育宣言书”，标志着美育向系统的理论科学方向发展。

5. 西方现代美育 19 世纪中叶以后，欧美各资本主义国家的工业革命对艺术教育、审美教育起了极大的促进作用。美学家、教育家杜威强调《艺术即经验》；苏霍姆林斯基揭示了德育、智育、体育、美育和劳动教育在培养人的全面、和谐发展中的作用。

6. 西方当代美育 20 世纪六七十年代以来，科技发展极为迅猛，对人类社会生活和思维方式、价值观念等各方面都产生了巨大的影响和冲击。西方的教育家、美学家对审美教育进行了更加深入的探讨和实践。1972 年联合国“国际教育年”专题报告《学会生存——教育世界的今天和明天》指出，“学会热爱世界并使这个世界更具有人情味和诗意审美化”；美国哲学家奈尔森·古德曼发起并领导的《零点项目》，其目的就是要研究和提高艺术教育的地位(参见本章末：哈佛大学《零点项目》的启示)；德国的“缪斯教育论”引起了世界性的瞩目；其他国家在美育方面同样有所发展和创造，如日本的“山叶音乐教育体系”、瑞士达尔克罗斯的“体态律动论”等，都产生了很大的影响。

（二）中国美育发展简史

1. 中国古代美育　中国古代美育思想极为丰富。第一个提倡美育的人是儒家学派的创始人、思想家和教育家孔子。孔子的思想以"仁"为核心，他的美学思想也是建立在仁学的基础上的。孔子致力于教育，把人的培养放在首位，他把"六艺"即礼、乐、射、御、书、数，列为教育的基本内容，对人进行全面的培养。孔子的美育理论经过孟子、荀子和汉儒、宋儒等的推动，在中国教育史上产生了极为深远的影响作用。

2. 中国近代美育　中国近代的美育思想，是在西方文明思想的直接影响下，在中西文化相互激荡的氛围中形成和发展起来的。著名的政治思想家康有为、梁启超是中国近代史上最早的美育倡导者，他们最早介绍和引进西方美学，并将之与中国传统美学思想理论相结合；著名学者王国维，重视审美教育的实践并应用于文艺研究，取得了很好的成绩。他说："美育者，一面使人之感情发达，以达完美之域，一面又用德育与智育之手段，此又为教育者不可不留意也。"；著名教育家蔡元培的美育思想，在深度和广度方面，超过了中国历史上任何一位学者，是我国美学史、教育史上的一份极其珍贵的文化遗产。

3. 中国现代美育　是指"五四"运动到新中国成立期间实施的美育。丰子恺是著名的艺术家，他大力提倡美育，指出艺术的审美教育作用在于打动人的情感；朱光潜热心倡导美育，明确提出"美感教育是一种情感教育"，"美感教育的功用在怡情养性"。他的论述深刻触及了美育的核心问题。

4. 中国当代美育　是指新中国成立后实施的美育。新中国成立初期，美育即被明确写进了教育方针，成为有章可循的教育事业的一部分；党的十一届三中全会后，美育进入了新的历史阶段，广大美育工作者积极开展美育研究与实践，美育思想空前广泛；1980 年 6 月在昆明召开的第一次全国美学会议上，美育被列为会议讨论的四大问题之一。

（三）马克思主义美育思想

马克思主义美育思想主要包括：①从唯物史观出发来探讨美育问题，指出了美育方向与社会发展方向的一致性；②从人的全面发展的角度揭示了实施美育的必然性；③揭示了美育的娱乐作用和认识功能。马克思和恩格斯都极富文艺修养，有高超的审美鉴赏力。

第二节　护理美育

一、护理美育概述

（一）护理美育的概念

护理美育，又称护理审美教育。一般认为，护理美育就是通过一定的方式和设施，培养护士健康的审美观和审美情趣，提高护士鉴赏美和创造美的能力的教育。护理美育应在临床和护理院校同时开展，不断培养和强化护士和护生对美的鉴赏能力，树立崇高的审美理想。护理美育已成为现代护理教育知识体系中重要的组成部分。

（二）护理美育的作用

1. 训练护士感知、丰富护士想象　护理美育是在各种护理审美活动中进行的，而这些活动离不开人、环境、载体等要素。丰富的想象力可提高护士理解患者、解决问题的能力。

2. 拓展思维时空、开发护士智能　护理美育可以使护士开阔眼界、增长见识，大幅度地拓展其精神时空的空间，以拥有更博大的胸怀去面对患者和工作。

3. 平衡护士心理、提升人格修身 面对日益激烈的医疗护理市场竞争，护士的各种心理冲突也越来越多。护理美育作为一种特殊教育活动，对护士具有调节情感、稳定情绪、平衡心理、缓解压力、培养健全人格等作用。

（三）护理美育的特点

1. 美育方式生动形象 护理专业课是从专业的概念入手，通过判断推理的形式对护生进行抽象思维的训练，以了解和掌握专业知识；护理美育是通过具体生动的形象来感染人、教育人，寓专业教育于美的形象之中。护士端庄的体态、得体的举止、高雅的仪表、温馨的话语，都是表现在专业方面的综合的美。

2. 注重内涵愉悦情感 护理美育是以专业情感活动为中介，使受教育者从情感上产生对客观事物喜怒爱憎的审美态度和审美评价，进而认识事物的本质，达到理、智、情的统一。

3. 行为引导潜移默化 护理美育是一种具有一定专业深邃性的教育，它常常使受教育者身心都处于愉快的状态之中，潜移默化地接受教育，它的效果是深刻而久远的。护理管理和护理教育者，常不断地营造护理文化氛围，包括浅层的行为文化、中层的制度文化和深层的精神文化，其目的正是为了通过潜移默化的影响，使护士养成良好的行为习惯，具有高层次的精神追求。

4. 接受美育主动自由 护理专业性教育，由于学科本身的严肃性与逻辑性，决定了护士在受教育的过程中必须克制自己的情感，接受与适应专业性理性思维的训练。而护理美育不带有任何强制性，它是靠着护理实践中所表现出的美的事物本身所具有的魅力打动人，让护士在轻松的气氛和舒畅的心境下，通过多种形式、途径和方法获得兴趣和满足。

二、护理美育的原则和任务

（一）护理美育的原则

1. 护理教育中的真、善、美相统一原则 这是护理美育的一个根本性原则。任何一个生活事件或作品，只有做到了“真”，才有认识价值；只有做到了“善”，才有教育价值；只有做到了“美”，才有审美价值，离开了真和善，也就无美可言。在护理教育的每一个过程中，任何活动都须在符合护生基本情况、符合患者病情或个性特征情况下开展，才能适合专业发展要求，培养合格人才。

2. 护理实践中的主体与客体相适应原则 审美主体通常指具有审美能力的个人；审美客体是与审美主体处于审美关系之中被主体所欣赏的客观事物。在不同的护理实践中，护士和患者的审美主体和审美客体角色可以从不同的角度分析确定并进行变化。

3. 专业建设中的理论与实践相结合原则 护理美育并不排斥理性思维教育，如果没有一定的理性指导，就不能从根本上提高护士的综合素质，也就不能很好地为患者服务。如设置美学课程，一方面重视基本理论的学习，同时要强调学以致用，抓住课程内容的重点、难点和关键问题，联系日常生活中的审美情趣、人际关系和艺术鉴赏等方面的问题，对护士加强引导，规范言行，完善人格。

4. 健康教育中的情感与认识相一致原则 护理美育特别强调护士在工作过程中的情感作用，这是护理美育同其他专业课程教育的根本区别。护理审美教育中的情是蕴涵着理的情，理是渗透着情的理，情与理相互交融。护理美育实施中，护士应将理性的教育内容融化在美的护理活动形式之中，以打动患者的情感，使患者知美而又知其真，赏美而又得其善，以取得良好的护理效果。

(二) 护理美育的任务

1. 帮助护士树立正确的审美观 审美观不同,对人生意义的认识截然不同。护士的审美观直接指导着护士的审美实践,制约着护士的审美方向。

2. 引导护士塑造高尚的人格 一个具有高尚人格的人,无论何时何地都会自尊、自爱、自信,不卑不亢,按照自己的人格信念行事,因为这是人生观、世界观、价值观的体现。护士应努力让自己具备“先天下之忧而忧,后天下之乐而乐”的人格力量,才能做到自尊、自爱、自信、自强。

3. 启发护士提高自身审美能力 审美能力是一种在生活、自然、艺术中发现美、欣赏美、鉴别美的能力,这种能力的获得与审美者自身的审美经验、文化底蕴、艺术修养等因素有着密切的联系。包括审美的感受能力、鉴赏能力、欣赏能力、想象能力以及创造能力。

三、护理美育与相关教育

(一) 护理美育与德育

护理美育不同于德育:在教育性质、实施方法、实践效果上两者都有所不同。护理美育与德育相互联系且相互渗透,两者都和护生的情感品德的形成有关;德育引进护理美育的情感体验、形象化与愉悦性机制,可以克服道德说教的表浅、枯燥和抽象的弊端;护理美育过程中,主体可通过生动形象的感受,在不知不觉中接受良好的道德观念。

(二) 护理美育与智育

护理美育与智育的主要区别是:护理美育属于感性教育,旨在培养护生和护士的审美能力,促进其情感的表现与升华;智育属于理性教育,包括知识的传授和智力的开发。护理美育与智育的联系表现在:护理美育离不开智育,任何审美感受的产生都必须以主体一定的智力为前提;智育作为护理美育的基础,同样离不开护理美育,因为护理美育可激发护生和护士对知识的兴趣和追求,完善自身认知结构,为智育提供多种教育途径和教育手段,促进创造性思维能力的发展。

(三) 护理美育与体育

护理美育以提高护生和护士的精神素质为目标,体育以提高护生和护士的身体素质为目标。体育中渗透着护理美育,因为在体育活动中常常伴随着审美的情感体验。体育中引进护理美育原则,可使体育更符合素质教育的要求,促进护生和护士的生理和心理的和谐与平衡;较高的审美能力,又是掌握一些运动技能和技巧的重要前提。

(四) 护理美育与劳动技术教育

劳动本身的审美属性,决定了人为“万物之灵”,反映了人是按照美的规律来改造世界的;劳动过程的美,体现了人与人、人与物的美的关系,这些劳动成果中往往“物化”了人的创造精神,所以它最能沟通人的情感;护理工作是体力劳动和脑力劳动的结合,用美的眼光去看待工作过程,不仅可以培养护士美的情操,还可以培养护士创造美和欣赏美的能力,更有助于护理专业的综合发展。

四、护理美育与人文护理

(一) 人文相关概念

1. 人文 不同的时代对人文概念的认识有所差异:如《易经》中认为,人文是指诗书礼乐等人类文明和文化;《后汉书》中则认为,人文是指人为的,即一切要依靠人力;英文的人文

(humanity)含有人道或仁慈、人性、人类几层意思,强调以人为中心,重视人生幸福与人生责任;《辞海》中的人文是指人类社会的各种文化现象。

2. 人文学科 就是关于人的学科,是研究人类价值判断和精神追求的学科,它告诉我们,人是什么,人具有什么样的本质。其研究对象是人的精神文化活动;研究方法是通过讨论社会文化现象,澄清人生领域的是非判断标准,提供一个积极的、理想的标准或模式;具有涵摄性、综合性、主观性、化感性特征。

3. 人文修养 是指一个人在人文知识、人文方法和人文精神等方面的综合水平。较高人文修养的表现是:人格稳定、工作条理、情趣丰富、思维辩证、个性独立、方法独到、处事稳健、表达到位等。

4. 人文精神 是人文修养的核心。指一种注重人的发展与完善,强调人的价值和需要,关注生活世界存在的基本意义,并且在现实生活中努力实践这种价值、需要和意义的精神。其内涵表现在:尊重生命及个人的独特价值;认同人的整体性;宽容对待具有合理性的各种观念;注重人的文化品格和精神意义。

5. 人文护理 也可称为护理人文关怀,是文化护理的核心内容之一。是护士将所学的知识内化后,自觉给予患者的情感付出,以及对患者的同情理解和对人的生命的尊重和关爱。

(二) 人文护理缺失的常见原因和表现

1. 常见原因 随着医学模式的转变,人文护理越来越显示出其重要性,病人在接受高技术护理的同时,更需要得到相应的人文关怀。但是长期以来以治疗为中心、技术至上的医疗观念已根深蒂固,社会心理因素对人的健康的影响未受到重视,护士更注重对疾病的治疗和护理,而忽视了对患者心理上的护理。其主要原因是由于护理管理者、护理教育者和部分护士对人文精神的理解模糊,对人文关怀缺乏足够的认识所致。

2. 主要表现 部分护士人文护理的知识和实践能力欠缺,工作中缺乏人文精神,工作中不够耐心细致,语言生硬、态度冷淡,不能急患者之所急、想患者之所想,主动服务意识不强,不能换位思考,对患者不能实行人性化护理等。

(三) 护理美育与人文护理

1. 通过美育,强化和重塑护士人文护理理念 和传统的护理思想相比较,现代护理理念的突出特点之一,就是强调人文护理,即从人基本需要的角度出发,在护理过程中充分体现对人的尊重,最大限度地满足人在疾病的治疗和护理过程中的各种合理需要,从生物-心理-社会-环境等全方位实现真正的人性化护理,即人文关怀或人文护理。

2. 通过美育,历练和提升护士人文修养 人文护理是当今社会发展、护理专业发展现代化的一个重要特征,是对人的生存状况的关注和对人的尊严的肯定。为了更好地做到人文护理,护士应不断提高自己的人文修养水平。包括语言文字修养、人际关系修养、伦理道德修养、文学艺术修养、文化传统修养和理性思维修养。

3. 通过美育,调整和完善护士知识体系 由于我国护理教育课程设置以基础护理及专科护理为主要教学内容,护理操作拘泥于基本技能的训练及基本专业操作训练,在校护生和在职护士学习和培训较少涉及人文关怀知识的学习,护生实习也没有进行专门的人文知识和技能的培训。因此护理人文素质的培养应从护理基础教育抓起,调整与完善护理教育知识体系,使护生在临床工作中学会尊重人、关心人和帮助人,从而体现出人文护理精神。

4. 通过美育,规范和加强人文护理能力训练 在抓好“三基”训练的同时,科学合理地增加人文科学知识的学习，而护理美学课程是开展人文护理的基础课程，护理美育是提高护士人文素质的有效手段，只有通过相应的训练，才能提高护士人文护理的能力，满足患者不断增长的精神需求。

5. 通过美育，加强和落实人文护理制度建设与执行 从制度上实行人性化服务，将以人为本的服务理念纳入医院管理。医院在服务流程、环境设施和布置方面不断修订和完善护理质量标准，遵循以人为本、患者满意的原则。

（朱　红）

（一）思考题

1. 什么是美育和护理美育？
2. 简述美育与其他教育的关系。
3. 简述护理美育的作用、特点以及与人文护理的关系。

（二）实践训练题

1. 讨论：美育对护生综合素质的提高具有怎样的意义？
2. 写体会：通过阅读以下资料，你从中得到哪些启示？

哈佛大学《零点项目》的启示

——沈致隆副教授在华中理工大学的讲演整理稿（节选）

主持人介绍我是物理化学教研室主任兼艺术教研室主任时，我听到一片惊叹之声，同学们感到诧异。我在化工系开设《物理化学》、《胶体化学》等课程的同时，还面向全校和校外开设《交响音乐欣赏》、《欧洲近代美术史》两门艺术课程，一些人也不理解。我今天就要谈谈艺术思维和科学思维究竟有无共同之处，一个人能否既是科学家又是艺术家。

这个问题要从哈佛大学的《零点项目》谈起。这个项目1967年创立于美国哈佛大学教育研究生院，研究对象是艺术教育对人的作用。为什么想起来研究艺术教育呢？熟悉历史的同学知道，前苏联第一颗原子弹是1949年试验成功的，整整落后了美国4年。20世纪50年代在空间技术竞争中，为了抢先把世界第一颗人造地球卫星送上太空，双方展开了激烈的竞争。前苏联使用了个障眼法，假装一系列失败麻痹了美国，于1957年11月发射成功了第一颗人造卫星，开始了人类星际发展的历史。美国大吃一惊，奋起直追，但还是落后了83天，实际上到了1958年，美国也就等于落后了1年。（笑）

美国上下一直认为自己是20世纪的超级大国，这下子面子大伤，举国感到耻辱。各部门首先指责教育界，肯定是你教育界出了毛病，因为大家都知道，19世纪末的科学中心已经由欧洲移到了美国，一系列现代发明创造也都是在美国完成的。因此教育部门也觉得对不住大家，认真开始反省。一些教育家提出这样的观点：美国的科学教育是先进的，而艺术教育落后，也就是说，两国科技人员不同的文化艺术素质导致了美国空间技术的相对落后。的确，从19世纪中期到20世纪初期，俄罗斯文学艺术达到了辉煌灿烂的顶峰，从文学、音乐、美术三个方面看，美国与俄罗斯的差距是举世共睹的。俄罗斯出现了托尔斯泰、图格涅夫、契诃夫、普希金等一批伟大的作家，还有很多非常了不起的诗人、音乐家、画家（有兴趣的同学可以翻翻本世纪美学史的相关资料）。而美国除了德莱塞和杰克·伦敦等少数作家外，还有著名音乐家拉赫玛尼诺夫、斯特拉文斯基，但一查家谱全来自俄罗斯。（笑）

这些文化艺术背景决定了俄国人的艺术素质超过了美国人，但这是否会导致美国科学技术的相对落后呢？这些差距到底产生了怎样的影响？对于空间技术的竞争到底有哪些间接的作用？这就是《零点项目》所要研究的问题。为什么要以“零”命名？这些研究者可谓用心良苦，用“零”表示对艺术教育认识的空白。他们决定从头开始，因此这个“零”不是数学意义上的零，而是空白，叫 nothing 更贴切。20 多年了，哈佛大学的研究者一直在验证自己的观点。过去人们认为艺术思维与科学思维完全不同。科学思维是逻辑思维，而艺术思维是靠感情起作用的，要靠灵感。而《零点项目》的研究者认为艺术思维也要靠逻辑，科学是发现、分析、解决问题的过程，艺术过程同样要发现、分析、解决问题，对于大脑的工作来讲没有区别。他们认为形象思维和逻辑思维有很多共同之处，可以互相弥补、互相促进，这两种思维方式都是人类重要的思维方式。

到目前为止，《零点项目》已投入了上亿美元，参加工作的科学家超过百名，在哈佛大学的规模远远超过一个课题组，甚至超过了一个系。他们在 100 多所公立和私立学校做实验，有的从幼儿园起连续 20 年进行追踪对比，已出版专著几十本，论文上千篇。他们的研究成果对美国教育界的影响特别大，以至于在 1994 年 3 月，美国国会通过了由克林顿政府提出的《2000 年目标：美国教育法》，在美国历史上第一次将艺术与数学、历史、语言、自然科学并列为基础教育的核心学科，即相当于我国中学的主课或大学的必修课，这引起了相当大的反响。

……

按照《零点项目》的理论，每个人都应具备七种智能：数理逻辑分析智能、语言技巧智能、音乐智能、身体运动智能、空间位置智能、人际关系智能和认识自己的智能。每位同学都应努力发挥自己的潜能，成为兼具科学思维和艺术思维能力的复合人才。

（资料来源：华中理工大学出版社《中国大学人文启思录》第一卷）

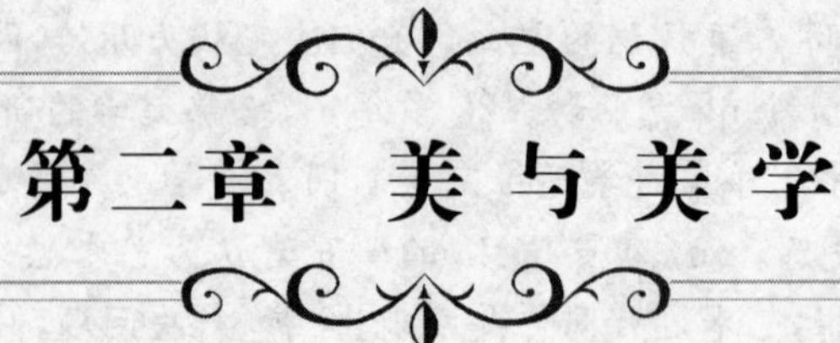

第二章 美与美学

1. 熟悉美的本质、特征。
2. 了解美的起源、产生和发展。
3. 了解美学与相关学科的关系。

在现实生活中，处处呈现着美。当你漫步在大自然的怀抱，感受着明媚的阳光，呼吸着清新的空气，忘情于鲜花绿草，湖光山色时；当你观赏一幅精美的绘画，欣赏一支优美的舞蹈，聆听一曲动人的乐曲时，你一定会沉醉于这种美的感觉中。生活中，人人都需要“美”：无论是“形象的美”、“事物的美”、“外表的美”或是“心灵的美”。美学既是一门研究美、美感、美的欣赏和创造规律的科学，又是一门涉及范围极其广泛的交叉学科。

第一节 美

一、美的起源与构成

（一）人类的社会实践创造了审美对象

1. 劳动工具 人类劳动使劳动工具从单纯使用价值逐步演化为具有审美价值，而成为人的审美对象。

人类最早打制各种石器完全是为了获取生活资料。随着劳动活动的深入，人们从工具的实用形式中意识到自身的创造、智慧和力量，从而引起心理、情感上的某种愉悦和满足时，他们的制作观念也发生了改变，从简单的加工到造型上的对称、均衡、比例、平滑等，这种改变不仅实用，而且还美观。于是原始的物质产品——劳动工具的美就逐渐形成了（图 2-1）。

2. 劳动过程和动作 人类劳动使劳动过程和劳动动作艺术化而成为人的审美对象。劳动实践使整个的生产过程、劳动动作由过去单纯的功利目的演变为同时具有审美的目的。

因纽特人为了捕捉海豹，就假装成海豹的样子，模仿海豹的动作，昂起头，悄悄地向海豹爬过去，待接近时再发起攻击，这样的狩猎方式捕获率就较高。狩猎者模拟这些动作，再现狩猎过程，创作了一种原始舞蹈。通过学习、操练、回忆、模拟物质生产活动，舞蹈既能向其

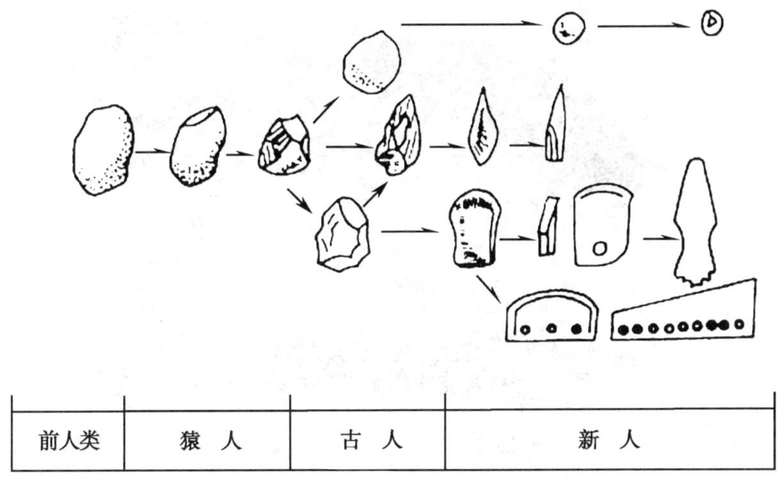

图 2-1 大型石器的形制进化图

从已经出土的极其简陋、粗糙的石刀、石斧、石凿等石器可以看出，原始人利用天然的石块和石片并做简单的加工，只考虑实用，并不是为了美观。山西许家窑人，为了狩猎的需要，制作了投掷用的石球，他们认为石球比不规则的石器更易击中目标。山西丁村人文化，在石器造型上已表现出明显的规则性，如砍砸器、球形器、三棱尖状器等，其对称、均衡等造型已清晰可见。到了西安半坡村文化，石器种类上更加复杂化、多样化，造型上也更注意对称性和均衡性。山东大汶口出土的玉斧，规则、均匀、晶莹，虽然保留了劳动工具的造型，但已不再具有实用性(因为玉器易碎)，而是更注重了美感。

他成员传授狩猎技术，又可娱乐部落成员，协调、组织、集中原始人类的群体生活。北美洲的原始人甚至认为，一场野牛舞，哪怕只是在帐篷里进行的，也同样可以强迫野牛跑到猎人的狩猎圈中。这些原始艺术在当时本身就是作为劳动过程的一部分来活动的。

3. 劳动产品 人类劳动使劳动产品由实用向审美演化，而成为人的审美对象。陶器的制作，最初纯粹是为了盛放物品。而陶器上最初的线条、图纹，也是制作泥坯时留下的痕迹。但当人们发现这些自然印痕具有某种美的特性，可作为欣赏对象时，便自觉地创造并逐渐形成具有一定规则的几何纹饰。有些图案直接取之于自然形象，河南仰韶文化和西安半坡文化彩陶上的鱼、鸟、蛙纹等(图 2-2)。这些图形大多与当时人们的劳动生活有关，是人们在劳动中熟悉和喜欢的对象。

随着人类劳动的进一步发展，产品的审美属性逐步脱离实用属性。人们开始制造一些专门供装饰用的产品，用以美化自己和欣赏(图 2-3)。这就标志着，客观事物具有美的独立属性，人类也就有了相对独立的审美活动。

(二) 人类的社会实践创造了审美者

1. 劳动实践创造了人的审美器官 人类通过劳动实践，形成了感觉器官和思维器官。如人的眼睛具有对事物形象美的视力，人的耳朵具有对声音美的听力，人的大脑具有对事物的美的思考。马克思说："五官感觉的形成是以往全部世界历史的产物"。劳动不仅丰富了人类的物质生活，还丰富了人类的精神生活。

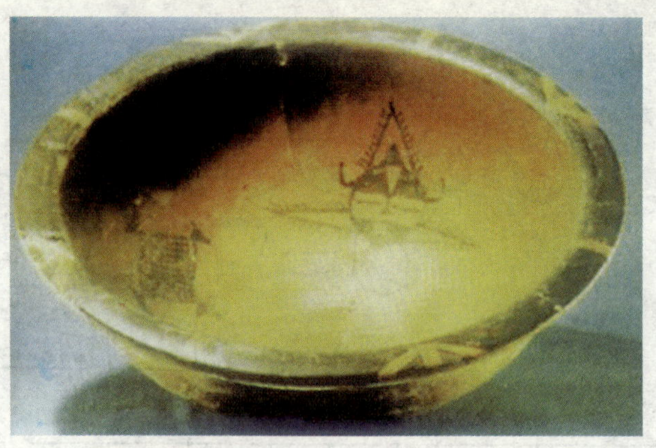

图 2-2 彩陶人面鱼纹盆

彩陶人面鱼纹盆于20世纪50年代在西安半坡村出土。当时,发掘共发现7件绘有人面鱼纹的陶器,有两件较为完整(其他5件为器物残片),其中一件就是人面鱼纹盆。此盆由细泥红陶制成,敞口卷唇,盆内壁用黑彩绘出两组对称的人面鱼纹。人面概括成圆形,额的左半部涂成黑色,右半部为黑色半弧形。眼睛细而平直,鼻梁挺直,神态安详,嘴旁分置两个变形鱼纹,鱼头与人嘴外廓重合,加上两耳旁相对的两条小鱼,构成形象奇特的人鱼合体,表现出丰富的想象力,人头顶的尖状角形物,可能是发髻,加上鱼鳍形的装饰,显得威武华丽。

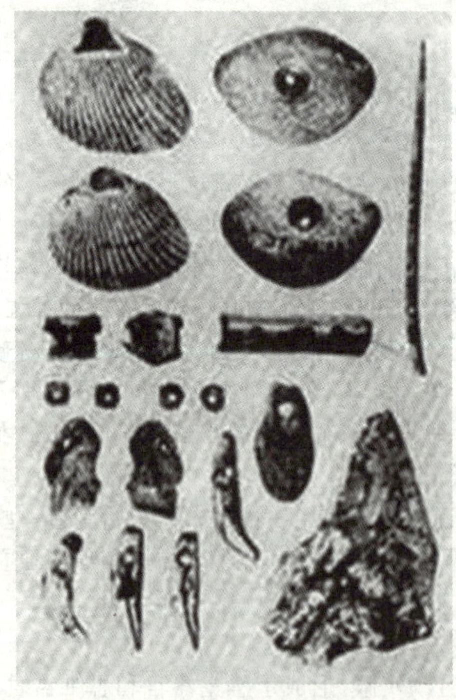

图 2-3 山顶洞人石器

山顶洞人的石器虽然不典型,但骨器和装饰品制作得十分精美。他们不仅掌握了钻孔技术、磨制技术,还懂得用赤铁矿粉末染色的方法,使得装饰品更加鲜艳美观。这些都是以前时期所没有的,新技术的运用显示出人类生产技能的提高,也使生活内容更加丰富。骨针的出现意味着山顶洞人已会缝纫,缝缀起来的兽皮既可搭盖住所、抵御风寒,也可掩护身体。这些装饰品的出现,表明山顶洞人已经有了审美观念。

2. 劳动实践培养了人的美感能力 长期的劳动实践，不仅培养了原始人在头脑中预先构成某种图形的能力，而且还培养了他们基本的形式感。如原始人在对石器的加工钻孔中发展了对圆形的感觉；在磨制石器中发展了对光滑、匀称的感觉；彩陶的制作，发展了对色彩的感觉；石器与铁器工具的使用、制作，发展了原始人的质地感、整体感、节奏感。各种基本的形式感正是在长期的生产实践中逐步形成的，经代代相传、文化积淀，形式感已内化为人的一种特定的心理结构与功能。人类正是凭借着这种感受美和评价美的能力，才开始步入审美殿堂的。

二、美的本质

（一）西方历史上关于美的本质的探讨

1. 唯心主义观点 古希腊唯心主义美学思想的代表柏拉图提出"美是理念"的观点，他认为，美的理念是一种既超越于物质世界，又独立于人心之外的形而上学的精神实体，是一切美的东西的来源；德国古典美学的奠定者康德提出了美是"主观判断力说"，他认为美是普遍的令人愉快的事物，因为事物美才令人愉快，不是因为愉快才美；德国古典主义哲学家、美学家黑格尔从唯心主义的理论出发，提出"美是理念的感性显现"，他把美看成是属于绝对理念的领域，是从绝对精神中派生出来的，否定了美的现实基础。

2. 唯物主义观点 古希腊的毕达哥拉斯学派提出"美是和谐"的思想，认为美在于"对立因素的和谐统一"；亚里士多德提出了"美的整一"说，他认为美的事物之所以美，是在于它们具有一定的体积与安排，美具有整一性；18世纪法国美学家狄德罗提出了美在关系——物物关系、物本身各部分的关系、物人关系、人人关系等；19世纪俄国美学家车尔尼雪夫斯基提出"美是生活"，他认为"任何事物，凡是我们在那里面看得见，依照我们的理解应当如此的生活，那就是美的；任何东西，凡是显示出生活或使我们想起生活的，那就是美。"

（二）马克思主义关于美的本质的观点

马克思在《1844年经济学——哲学手稿》中关于美的本质提出两个著名观点：

1. 美是人的本质力量的对象化 人的本质力量是指人在认识世界和改变世界的过程中形成和发展起来的、在实践中自由创造的能力。具体表现为理想、智慧、愿望、才能等。按照马克思主义的观点，美既有自然属性，又有社会属性，是自然属性与社会属性的辩证统一。马克思主义认为，由于美离不开人，因而美的本质也离不开人的本质，是人的本质决定了美的本质。人总是通过自己的社会实践活动，把自己的本质力量在客观现实中显现出来。使现实"成为人的现实，因而成为人自己的本质力量的现实，一切对象对他来说也就成为他自身的对象化"。马克思正是在这个意义上说：美是人的本质力量的对象化。

2. 美的规律与"两个尺度" 马克思在论述美的规律问题时，深刻地指出了人与动物的根本区别。马克思说："动物只是按照它所属的那个种的尺度和需要来建造，而人却懂得按照任何一个种的尺度来进行生产，并且懂得怎样处处都把内在的尺度运用到对象上去；因此人也按照美的规律来建造。"马克思讲的第一个"尺度"，是指符合自然规律性的"尺度"，即自然尺度，是人与动物都具有的。马克思讲的第二个"尺度"，是指"内在的尺度"，即人的尺度，社会尺度，如人为了生存发展而创造物质和精神财富的原则、原理、假设等，属于人独有。因此"美的规律"是"两个尺度"的结合，是自然性与社会性、合规律性与合目的性的统一。

（三）中国当代美学家关于美的本质的观点

1. 主观论 代表人物是吕荧和高尔泰。其核心是美在心，不在物；在人，不在自然。吕荧认为“美，这是人人都知道的，但是对于美的看法，并不是所有人都相同的。同是一个东西，有的人会认为美，有的人却认为不美；甚至于同一个人，他对美的看法在生活过程中也会发生变化，原先认为美的，后来会认为不美；原先认为不美的，后来会认为美。所以美是物在人的主观中的反映，是一种观念。”高尔泰在《论美》中也提到“有没有客观的美呢？我的回答是否定的，客观的美并不存在。”“人的心灵，是美之源泉。”“离开了人，离开了人的主观，就没有美。”高尔泰比吕荧更为直接地指出美是人的一种主观感受。此观点割裂了主客观的内在联系，否认美的客观性，片面夸大了主观意识的作用。

2. 客观论 代表人物是蔡仪。他认为“美是客观的，不是主观的，美的事物之所以美，是在这事物本身，不在于我们的意识作用。”“美只存在于客观事物本身不依人的主观意识而转移，没有人也存在着美（如自然美）。”他提出一个重要命题：美是客观事物的典型性。此观点离开了审美主体的社会实践来谈美，孤立地去考察审美客体自身的某种审美属性，带有机械论和形而上学的偏见。

3. 主客观统一论 代表人物是朱光潜。他为了说明主客观统一的观点，引用了苏东坡的《琴诗》：“若言琴上有琴声，放在匣中何不鸣？若言声在指头上，何不于君指上听？”他认为：“说琴声就在指头上的就是主观唯心主义，说琴声就在琴上的就是机械唯物主义，说要有琴声，就既要有琴（客观条件），又要有弹琴的手指（主观条件），总而言之，要主观与客观的统一。”美在主客观统一说为探讨美的本质，提供了一个较为全面的角度。它对审美主体、审美对象及其关系的探讨形成了许多有价值的观点。此观点虽然表面上不偏不倚，但实质上仍终归于客观精神或主观精神，最终会滑向唯心主义。

4. 客观性与社会性统一论 代表人物是李泽厚。他认为美是客观的，这种客观性不是指物的自然现象、自然属性和自然规律，而是指人类社会生活的属性、现象、规律，美存在于人类社会生活中，是人类社会的产物。

李泽厚说：“在人类社会产生之前，自然界本身无所谓美丑，自然美是社会化的结果，是人的本质的对象化结果。”也就是说自然对象只有经过人类的社会实践活动，成为人化的自然，只有在自然对象上客观地揭示了人的本质的丰富性的时候，才是美的。此观点特别强调从社会和人的角度探求美的本质，其不足之处是否定了美与主体情感兴趣等方面的联系，忽视了客观事物的自然属性在美的形成中的作用。

三、美的特征

（一）美的形象性

所谓形象性，是指美具有一种能以其具体感性形象为人们的感官所感知的特性。美是能显示人的本质力量的具体事物，是内容与形式的有机统一。所以在自然领域、社会生活和艺术作品中的美，都表现为一定的具体形象。离开了形象，美也就无所依傍了；离开了特定的声、光、色、线、形等感性形式，人们也无法感受美了。

美的形象性既包括形式因素又包括内容因素，是形式与内容的统一。它在不同对象中的表现有所差别：①自然美的形象美偏重于形式因素。如泰山的美在于它那挺拔高峻的雄伟姿态；长城的美在于它的雄伟壮丽；熊猫的美在于它的憨态可掬。②社会美的形象美偏重于生活内容。雷锋精神的美，就是雷锋和千千万万学雷锋的人，以具体的全心全意为人民服务的思想和行为凝聚而成的。一人有难，千人相助的风尚是美的，这种美也表现为嘘寒问暖、送钱送物的感人言行。③艺术美的内容与形式则有机地统一于审美意象。徐悲鸿的奔马是昂首扬蹄的马形和人们昂扬奋进精神的有机统一；鲁迅笔下穿着长衫但站着喝酒的孔乙己是个穷困潦倒、没落的封建文人，蕴涵着作者哀其不幸、怒其不争的苦心。

形象性是构成美的前提，所以德国美学家黑格尔说："美的生命在于显现"，"它只能在形象中见出"。但有了形象性并不等于就有了美，只有那些赏心悦目、引人向上的具体形象才是美的。

（二）美的感染性

所谓感染性，是指美具有一种能感染人、愉悦人、令人喜爱的特性。美是具体可感的形象，但并不是一切形象都是美的。只有那些给人带来愉悦的形象，才是美的。

民族管弦乐曲《春江花月夜》，主题音调抒情优美、平和质朴，婉转如歌，它宛如一幅山水画卷，把春天静谧的夜晚、月亮在东山升起、小舟在江面荡漾、花影在西岸轻轻地摇曳的大自然迷人景色，一幕幕地展现在我们眼前。这一音乐形象的美带来的巨大感染力，使人心神荡漾、如痴如醉，感情上得到了极大的愉悦和满足。此外，当人们荡舟漓江，面对山如玉簪，江作青罗带的景色会感到赏心悦目，心旷神怡；当人们读一本好书，看一部好影片，就会在精神上获得满足；当人们聆听英雄人物的感人事迹，就会产生强烈的敬仰、感动之情。因此无论是艺术美、自然美，还是社会美，都有感染性。

（三）美的客观性

美的客观性是指审美对象具有不以主体意志为转移的美的属性，包括美的自然属性和社会属性。

1. 美的自然属性　美不管存在于哪个领域，都脱离不了事物的自然物质属性，也脱离不了客观物质属性的各种因素，如线、形、色、光、音等物质，如果去掉了这些自然物质材料，美的存在也就失去了形式因素。正如音乐美离不开声调；文学美离不开语言；绘画美离不开线条和色彩。

2. 美的社会属性　美产生于人类的社会实践，是一种社会现象，它的存在和发展都依赖于人类的社会生活，因而具有社会属性。只有随着人类社会实践活动的发展，以及人的本质力量的丰富性在对象世界中的不断展开，美才能丰富和发展起来。从原始歌舞到今天的交响乐、芭蕾舞，原始先民的插挂羽毛兽骨到今天的佩戴金银首饰，美的变化无不依赖于人类社会，它所经历的变化，都深深地打上了社会历史发展的印记。

（四）美的功利性

所谓功利性，是指美对人来说具有某种价值，或有着对于人类有益、有用的特性。美的社会功利性包括物质功利和精神功利。

1. 物质功利　即实用功利。人类原始时期，美和实用是紧密结合在一起的，美的，也就是实用的。原始人把自己的石器工具打磨成对称的形状，就是为了实用，这种形状在他们看来是比较美的。汉字中的"美"字，由"羊"与"大"字组成，汉·许慎《说文解字》"美"字下云："美，甘也。从羊从大，羊在六畜，主给膳也。"宋·徐铉作注云："羊大则美"。就是说肥大的羊可以作膳食，满足人们的饮食物质需要，有实用价值。

2. 精神功利　随着人类社会实践的发展，劳动生产力的提高，美逐渐摆脱了实用观念的束缚，更多的是能使人获得精神上的享受。人们欣赏达·芬奇的壁画《最后的晚餐》并不是为了填饱肚子；欣赏列宾的《伏尔加河纤夫》也不是为了学当纤夫；欣赏徐悲鸿的奔马，更不是为了学骑马。《说文解字》中“美”字后“羌”字下还有另一种解释“大,人也。”“大”字下又云:“大象人形”。“大”即“人”,所以“羊大为美”也就是“羊人为美”。按此理解,“美”就是以羊头或羊角为装饰的人在巫术或图腾的仪式上跳舞。在这里“美”就跳出了物质功利的束缚,更多的是着眼于精神的愉悦和满足了。如甲骨文的“美”字几种写法就体现了更多的精神追求与满足(图 2-4)。

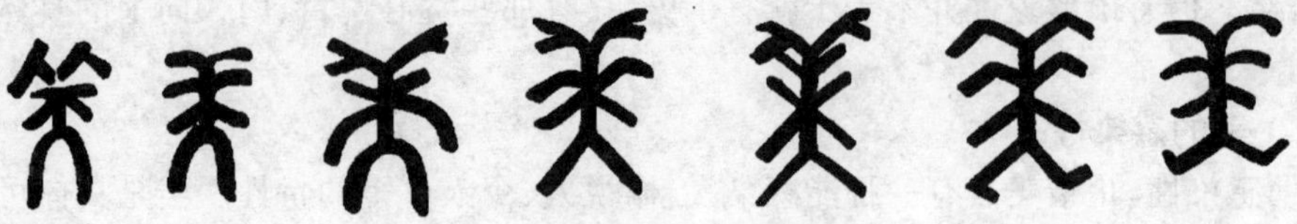

图 2-4 甲骨文中“美”的几种写法

关于美的写法,不少人以为美字由“羊”、“大”两个字构成,认为“美”来源于羊大为美,其实不然,美的甲古文其实是站立的人,头戴羽毛的头饰的形状,后来简写时误作“羊、大”两个字。也有人认为甲骨文中“美”是人戴着羊头跳舞,与原始的巫术礼仪祭祀活动有关。

第二节 美 学

一、美学认知

(一) 美学的概念

根据当代美学研究的成果,可以概括地说:美学是研究现实的美、人对现实的美感和艺术美的创造等相关规律的人文学科。美学研究的内容,主要有四个部分:美的哲学、审美心理学、艺术社会学、审美教育。其中以美的哲学为基础,以审美心理学为中介,以艺术社会学为扩展,以审美教育为归宿。美学研究的正确途径,是从现实事物去考察美,从把握现实美的本质入手去探讨美感和艺术美的本质以及它们三者之间的关系,并进而研究诸如美感教育等其他美学问题。

(二) 美学是一门既古老又年轻的学科

美学是一门既古老又年轻的学科。说它古老,是因为美学这门学科的渊源,可以追溯到古代奴隶制社会。古代思想家对于美与艺术问题的哲学上的探讨,对于艺术实践经验的研究、总结,可以看做是美学理论的萌芽和起点。说它年轻,是因为美学作为一门独立的学科,是从近代才确立起来的,由 18 世纪德国哲学家鲍姆嘉通正式把自己写的哲学专著命名为“美学”才开始的。

长期以来,由于这门学科研究对象的复杂性,至今为止,美学家们还没有就美学的定义取得共识,众说纷纭,各持己见。常见的说法有以下几种:①美学是研究美的学科;②美学是艺术哲学;③美学是研究审美关系的学科;④美学研究的对象是审美经验;⑤美学是以美感为中心的研究美和艺术的学科;⑥美学是研究审美活动及其规律的学科;⑦美学的研究对象是人的生命或生存或存在;⑧美学研究的对象是审美文化等。

二、美学的产生与发展

（一）西方美学史概述

1. 古代美学　西方美学思想发源于古希腊。古希腊早期的美学思想，大多数依附于自然哲学，如毕达哥拉斯学派提出“美是和谐的”，他根据“数的原则”来剖析美。柏拉图最早对“什么是美”和“什么东西是美”两个不同性质的命题进行辨析。亚里士多德“美的整一”学说，肯定了现实生活中美的客观存在，并对艺术美的创造等问题作出了杰出的概括和总结，他的《诗学》是欧洲文艺美学的最早经典著作。古罗马美学思想基本上是古希腊美学思想的延续。到了中世纪，欧洲的美学思想则陷入了漫长的停滞状态，美学沦为“神学的奴婢”。文艺复兴时期，美学由神学向人学转变，给美学思想的发展带来了巨大的活力和生机。到了17世纪，欧洲新兴资产阶级更加倾向人性的研究，着力探讨认识世界的主观心理条件。特别是法国美学家莱布尼茨、沃尔夫对于理性的研究，意大利美学家维柯对于想象的研究，英国美学家博克、休谟对于感官、情感、观念的研究，为美学学科的建立做了思想理论上的准备。

2. 近代美学　美学作为一门独立的学科，是由18世纪德国哲学家、美学家鲍姆嘉通首次提出的。他于1750年正式出版其《美学》专著第一卷，并命名为《埃斯特惕卡》(感性学)，因此而获得“美学之父”的称号。他认为人类的心理活动分成知、情、意三部分，知是理性认识，已由逻辑学来研究，意为道德活动，已由伦理学来研究，而情感属于感性认识的部分，应该建立一门新科学——“美”学来研究，书中他对美学研究的对象和范围、美的本质等重要问题作了探讨。在鲍姆嘉通思想体系的基础上，近代德国古典美学家康德和黑格尔总结、继承、批判和发展了以往美学的成就，形成了内容最为渊博、几乎包罗万象的唯心主义美学体系。

3. 马克思主义美学　美学学科的科学确定，是在马克思主义哲学诞生以后。马克思主义哲学的诞生，标志着哲学的伟大变革，为美学研究走向科学发展的道路、为美学的科学确立，提供了正确的理论依据。马克思主义美学的基本观点是：①把美学问题与人类社会实践紧密联系起来；②把美的本质问题与人的本质紧密结合在一起；③唯物辩证地看待审美中的主体和客体关系；④审美创造应符合美的规律。

（二）中国美学史概述

1. 古代美学　中国美学思想具有悠久的历史。先秦时代的伍举、老子、孔子、孟子、庄子等从各自不同的哲学观点出发，对美学问题发表了自己的见解。如伍举强调美与善的联系、老子“大巧若拙，大美无言，大音稀声，大象无形”的美学主张、孔子“尽善尽美”的美学观点等，都显示了先秦理性精神的成果。魏晋时期，美与文艺不再只被看做是善的附庸，人们开始重视它的独立价值。隋唐时代中国美学思想又重申美善统一，重视审美、艺术的教化作用，积极发挥先秦儒家美学思想中有生命力的东西。晚唐至明中叶，中国美学思想又同佛教，特别是叫禅宗的流派结合起来，形成一种重内心体验、否定外在政治伦理束缚的美学思想，为许多文艺理论家和批评家所接受。到了宋代，这种美学思潮更是演变为对天然平淡之美的追求，寻求“羚羊挂角，无迹可求”的空灵。从明中叶到戊戌变法，美学思想更为推崇纯真自然之美，力求艺术独创，任性而发，强调美与实用狭隘功利的不同，并且依然重视审美心理的考察与探索，但是终因中国传统美学思想的强固保守而没有更大的发展。

2. 近代美学　从先秦到清末，中国对美的思考多见于哲学、伦理学、政治学、教育学、文艺理论等著作中，始终未形成独立的系统学科，这种情况直到近代的王国维、蔡元培系统介绍西方美学之后才有所改观。王国维是中国现代美学的奠基人，他的名作《红楼梦评论》可以说是中国现代美学史上第一篇符合西方美学标准的论文。“五四”运动之后，一些进步的知识分子如瞿秋白、鲁迅等，开始翻译介绍马克思主义美学著作，扩大了马克思主义美学的影响。

3. 现代美学 新中国建立后，美学研究者通过不断研讨，从马克思主义哲学和美学的基本观点出发，紧密结合现实审美实践，批判地吸收了中外美学理论的精华，借助于现代自然科学和人文科学的新成果和新方法，努力创建有中国特色的当代中国美学体系。

需要注意的是，当代中国美学与现代西方美学不同，它是在马克思主义哲学思想指导之下，根据两个文明建设的需要而逐步发展壮大起来。它避免了现代西方美学那种抓住审美现象的某一方面进行孤立研究所带来的片面性，而力图将各方面的研究综合起来，甚至借助于其他科学的研究成果作综合的概括，尽量把经验描述提升到理论高度。近年来，对审美心理、艺术社会学、审美教育学的研究，连同美的哲学研究已逐步形成基础美学或理论美学的学科体系。

（三）美学学科的现状和发展趋势

马克思主义美学产生以后，现代西方美学大致朝着三个方面发展：①哲学的方向；②心理学的方向；③艺术社会学的方向。但是这三个发展方向并不是截然分开的。它们之间往往出现相互渗透、彼此包容的复杂现象，事实上心理学的研究已成主流。

在基础美学建设的同时，应用美学也正在蓬勃兴起：文艺美学、科技美学、园林美学、建筑美学、烹饪美学、旅游美学、护理美学等都不断地发展起来。应用美学的兴起与发展，又必然为基础美学提出新的课题，促进其研究的不断深入和提高。

随着美学研究对象和范围的日益扩大，其研究内容也将日益专门化、多样化和细密化，美学在社会生活的各个方面的作用将日趋显要。

三、美学与相关学科

（一）美学与哲学

在与美学相关的学科中，美学与哲学的关系最为密切。从美学史上看，美学曾经长期作为哲学的一个组成部分而隶属于哲学。历史上许多著名的美学家，如柏拉图、亚里士多德、康德、黑格尔等都是哲学家。他们的美学思想都包含在哲学思想中。哲学为美学研究提供了世界观和方法论，对美学研究起着指导作用。美学是研究人与现实之间审美关系的一门哲学性学科。哲学与美学的关系是整体与局部、一般与特殊的关系，美学不应当成为哲学的附庸，它应有自己的研究对象，是一门独立的学科。

（二）美学与伦理学

美学与伦理学的关系是由美与善的关系所决定的。我国古代孔子的“尽善尽美”，古希腊苏格拉底的“美善统一”等就把美和善联系在一起。伦理学研究人与人之间的道德关系，其基本范畴是善及其对立面——恶。美与善的关系非常密切，一般来说，美的对象应当是善的，恶的事物不可能美。但善只能是美的基础，并不是说任何善的事物都是美的。然而美与善尽管联系密切，但并非可以等同，美与善分属不同范畴，各有其特点，在研究美学时既要看到它与伦理学的联系，又不能将两者相互混淆。

（三）美学与心理学

美学与心理学关系密切。心理学是探讨人类心理活动一般规律的学科，而人类的审美活动从认识上说则是一种特殊的心理活动。美学的发展需要借助于心理学研究的材料和成果。美学成熟与否，在很大程度上取决于心理学的发展。另外，美学的发展又可丰富和补充心理学的内容。如美学的深入研究，必然要涉及审美心理，美学对人的审美心理的深入研究，势必会扩大和深化心理学研究的内容，促进现代心理学的发展。但审美心理活动不同于一般的心理活动，美学也不同于心理学。审美心理学仅是美学研究的部分内容，不可能涵盖心理学的全部内容。因此美学与心理学在发展过程中是互相促进，而非互相替代。

（四）美学与艺术学

美学研究的对象是美、美感、艺术以及审美教育等。而艺术则是审美心理学的物态化产品。在许多艺术作品中，记录和保存了人类审美心理的轨迹。艺术学和美学，都研究艺术美的本质与特征、艺术美与现实美的关系、艺术美的欣赏和创造的一般规律等问题，两者互相渗透，互相参证。可是：①美学研究的范围又远远不止艺术美，现实生活中的美及人对美的欣赏和创造等问题，在美学研究中都占有重要的地位；②美学对艺术的研究，是围绕着人与现实的审美关系这个中心展开的，因而一般艺术学中有关方针、政策、技术训练等方面的问题，并不属于美学研究的范围。可见美学与艺术学在研究对象和研究内容上均有所区别和侧重，两者是不能互相取代或混为一谈的。

此外，美学与人类学、生理学、语言学、教育学、民俗学、民族学、历史学、社会学以及其他自然科学都有密切的关系。

（陈历健）

（一）思考题

1. 美有哪些特征？
2. 美学与相关学科的关系是怎样的？

（二）实践训练题

1. 讨论：为什么说劳动创造了美？为什么说美学是一门既古老而又年轻的学科？
2. 列举若干你身边美的事物，并指出其美之所在。

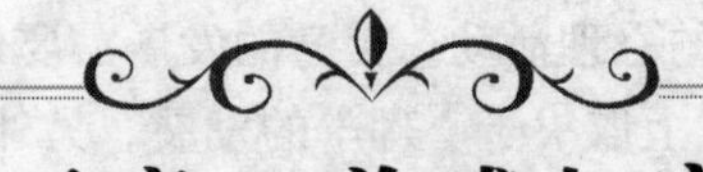

第三章　美感与审美

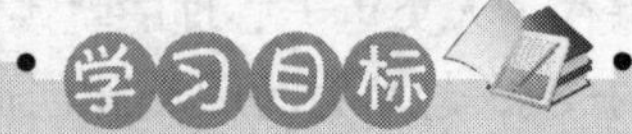

1. 掌握审美意识的概念及美感的基本特征。
2. 熟悉审美心理活动的基本过程。
3. 了解美感的心理因素及护理实践中的审美活动。

美学中美感与美的问题同等重要，它是作为审美主体的人对美的感受。美感是一种带有明显的主观色彩的特殊的社会意识，是人类认识世界、改造世界不可缺少的一种独特的思想情感方式，是人们从美的对象的具体形式中看到了与自己的创造性生活相联系的事物，而引起愉悦的心理情感状态。与之相关联的是人的审美心理。

第一节　美　　感

一、美感认知

（一）美感的概念

美感是一种带有明显的主观色彩的特殊社会意识，是人类认识世界、改造世界不可缺少的一种独特的思想情感方式，是人们从美的对象的具体形式中，看到了与自己的创造性生活相联系的事物而引起愉悦的心理情感状态。

（二）美感和美

美感作为人类对美的主观反映，来源于美但又不等同于美。美是客观的，是引起美感的根源，是第一性的；而美感则是人类对客观美的认识、感受、欣赏和评价，是第二性的；美感离不开美，有了美才会有美感，且受心理因素的影响较大。美感作为人类对美的主观反映，是一种认识，是一种社会意识，但又不是一般的认识和一般的社会意识，它比一般的认识更注重情感的作用，比一般的社会意识更需要充分发挥主观能动性。

（三）美感能力

人都有不同程度的美感能力，但不是天生的，而是在社会实践中产生和发展起来的。不同时代、阶级、民族和地域的人，固然有不同的美感；就是个人与个人之间也会因文化素养、个性特征、成长环境等的不同，而形成美感的差异性。

二、美感的特征

(一) 美感的直觉性

直觉性是美感的一个显著特征。它是指人们在审美活动过程中没有进行逻辑思维活动,而对客观对象作出的美或不美的直接判断。因为人们在对美的事物或现象的欣赏中,美感往往是在一刹那间产生的,似乎来不及经过理性的思考判断,便可不假思索地断定美或不美。面对雄伟的泰山、奇特的黄山、秀美的西湖、开阔的滇池,一种“真美呀!”的愉悦感受会在人们心中油然而生。

美感的直觉性是由审美对象的直观性和形象性决定的。一般来说,凡是美的事物,都有具体的和可感知的直观形象。月色之美,在于它那圆满的月轮、柔和的月光以及月光笼罩下的山山水水、城市建筑;乐曲之美,在于它那美妙的旋律和悦耳的音色。

值得注意的是,美感虽具有直觉性,但并不排斥同时具有思想和理性认识。因为美不仅有合乎规律的形式,还有合乎目的的愉悦,而不只是单纯的物质和生物的感受。如艺术家的审美直觉是构筑在一定的理性思维和经验积淀的基础之上,非艺术家的审美直觉则是一种简单的直觉反映,两者的审美直觉不在同一层次上。所以审美直觉是人的一种特殊的认识能力,是一种寓感性于理性之中、化意识为潜意识的一种特殊的认识方式,是审美主体与审美客体相互作用的结果(图 3-1)。

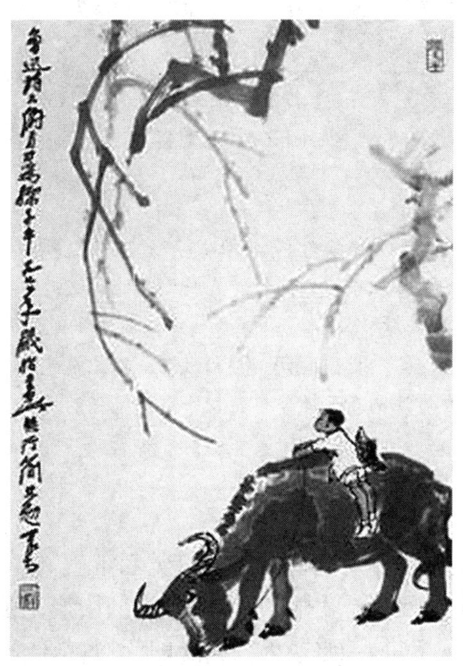

图 3-1 春牧图(李可染)

本图描绘了“陌头杨柳绿烟丝”的乡间小景。整幅笔致虽凝沉但尽显春之秀润自然之态,以焦墨勾勒出牛之犄角与脊线,形体以侧峰浓墨显出,再以淡黑略染之。其牛之用墨沉凝如漆,力透纸背,如金刚杵;用笔则追求金石味,如斧凿石,更显出牛的憨朴砥砺的性格,并融入画家自己的希冀与寄托,将情感深深地渲泄在这一中华民族精神指代的牲灵之中。

(二)美感的愉悦性

美感的愉悦性是美感区别于其他意识形式的突出特征,因为人们在欣赏美时,总会从审美对象中看到自己的力量,产生一种创造性喜悦,或激发内心的情感。如悲剧之所以能催人泪下,使人产生情感的愉悦,是因为悲剧歌颂正义和真善美,使人的道德感得到满足。美感的愉悦性可表现出不同的层次:悦耳悦目、悦心悦意、悦志悦神,可以通过视觉、听觉感受美,通过意识、情感认识美,通过心灵、精神领悟美(图 3-2)。

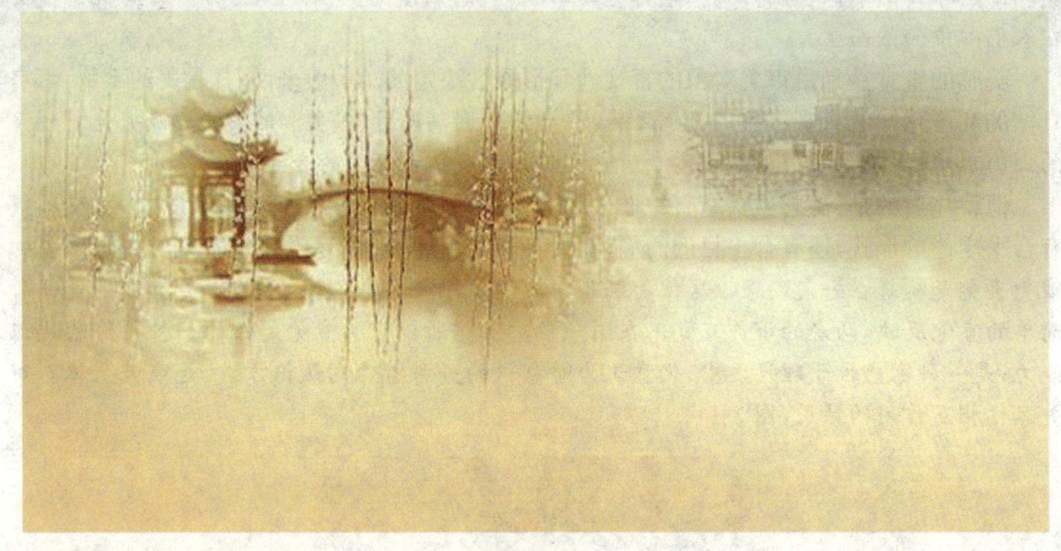

图 3-2 江南春

杜牧《江南春》诗:"千里莺啼绿映红,水村山郭酒旗风。南朝四百八十寺,多少楼台烟雨中。"其中有属于听觉的莺啼,有属于视觉的红花绿叶、水村山郭、风中的酒旗和烟雨楼台。既有反映事物的空间特性的空间知觉,如山郭与水村,风中酒旗与烟雨楼台之间形成的性质、形状、大小、明暗的对比,又有反映动静的运动感觉等,构成了一幅比较完整的具有立体感的优美画面和诗的意境,从而使我们在对江南春天的整体把握中得到较强的美感。

(三)美感的功利性

从主观上来讲,美感是一种非功利性的审美直觉和审美愉悦。人们并不为实用目的而去审美,审美时不作实用考虑便可产生愉快;审美时人们会产生强烈的情感反应,但不会立即采取实用的行动。从客观上讲,美感是人类实践的产物,总是在某些方面表现出社会功利性的烙印。

原始先人最早的美感比较明显地体现出社会功利性质,他们将装饰于身上的兽皮等视为征服野兽的标志,以显示自己的勇敢和力量;现代人已摆脱了物质的功利观念的束缚,而是将精神愉悦转化为人们进行生活和工作时的调节力量,赋予了美感一定的社会功利性。普列汉诺夫指出,人们为了生存而向自然和社会其他人所进行的斗争是一种追求功利的活动,人们在实现功利的目的中会产生某种快感。正如《普列汉诺夫哲学著作选集》第 5 卷中提到的:"但毫无疑问,只有对他们有用的东西,就是说在他们向自然界或者别的社会的人进行的生存斗争中具有意义的东西，在他们看来才是美的。”因此美感的特征一方面表现为主观的非功利性，另一方面又表现为客观的功利性。

美感的直觉性、愉悦性和功利性特征，是融合在同一审美过程中的，直觉性是最初的审美体验，愉悦性是最终的目的和效果，功利性渗透于其中，体现着审美的意义和价值。

三、美感的起源与发展

（一）美感起源

人类的美感来源于动物的本能，却超越了动物的本能。美感的历史起源是与人类的社会实践紧密相连的。因为：美感是适应人类社会实践需要而产生的；审美的实践活动不同于一般的实践活动，体现为精神上的满足；人类的美感活动不断扩大发展，需要不断增加新的内容和意义；美感有起点，但没有终点。

（二）美感发展

1. 唯心主义观点 早在古希腊时期，唯心主义哲学家柏拉图就认为，美是先验的“理式”。美感是“神灵”作用下对天国的“理式”回忆的结果。康德则认为：关于审美的规定，只可能是主观的。在当代西方美学中，一些美学家又认为，美感的根源在于人的“审美态度”。强调并没有一种固定不变的审美对象，也没有一种固定不变的审美特质。唯心主义观点不但缺乏社会历史的具体内容，而且缺乏心理学依据。

2. 唯物主义观点 唯物主义者认为，先有客观的美的存在，才能使人获得美的感受，美感是美的事物在人心中唤起的感觉。如亚里士多德就认为艺术给人的愉快来自人对客观对象的认识；车尔尼雪夫斯基进一步指出：美是生活。在生活中，包括车尔尼雪夫斯基在内的许多唯物主义者，虽然认识到美决定美感，美感是美的反映，却往往孤立地对人类的审美活动进行考察，没有把人的审美感受与人的社会实践结合起来，也没有看到美感对美的能动作用，因而也就不能对美感及其产生发展的历史根源做出科学的解释。

3. 马克思主义观点 马克思主义美学认为，美感是人类接触到美或美的事物时所引起的一种主观反映。一个对象之所以能够引起人们的美感，并不是由于虚无缥缈的观念，也不仅仅由于对象某些自然属性的特征，更不是天生的本性，而是由于人们从美的对象可感形式中看到了与自己的创造性生活相联系的东西，而引起愉悦的心理情感状态。美感在实践中产生，更是在实践中发展的。人类的社会实践是不断发展、变化的，是丰富多样的，这种实践的发展不仅使人类不断前进，使自然美、社会美、艺术美越来越丰富，而且直接推动了人的审美要求、审美意识、审美能力的发展。从而使人类对美的感受、理解也越来越丰富深刻。

第二节 审 美

一、审美认知

（一）审美的概念

审美是指人与世界、社会与自然形成的一种无功利的、形象的、情感的关系状态，是人类掌握世界的一种特殊形式。审美是在理智与情感、主观与客观的具体统一上追求真理、追求发展。背离真理与发展的审美，是不会得到社会长久普遍赞美的。

人们要审美，首先应明确什么是“美”，之后才是“审”。一般而言，“美”是能够使人们感到愉悦的一切事物，它包括客观存在和主观存在；“审”是人们对一切事物的美丑作出评判的一个过程。可见，审美是一种主观的心理活动的过程，是人们根据自身对某事物的要求所作出的一种对事物的看法，因此具有很大的偶然性。但审美同时也受客观因素的制约，尤其是人们所处的时代背景会对人们的评判标准起到很大的影响。如唐朝的“以胖为美”，而今的“骨感美”。

（二）审美的意义

人们之所以需要审美，是因为世界上存在着许多的东西，需要我们去取舍，找到适合我们需要的那部分，即美的事物。有句话说得好“黑夜给了我黑色的眼睛，我却用它来寻找光明”，人的智慧从客观上决定了我们对美好事物的追求。动物只是依照本能来适应这个世界，而人类则可以通过自己的眼睛和心灵去发现和感受世界上存在的许多美好的东西，丰富自己的物质生活和精神家园，以达到愉悦自己、完善自己、影响他人的目的。

（三）审美的范围

审美的范围很广，包括建筑、音乐、舞蹈、服饰、陶艺、饮食、装饰、绘画等。审美存在于我们生活的各个角落。走在路上，街边的景致需要我们去审美；坐在餐馆，各式菜肴需要我们去审美……当然这些都是浅层次上的审美现象。因此人们需要审美，更需要研究审美。

二、审美的心理机制

（一）感觉与知觉

人类的一切认知活动，都离不开对客观事物的反应。审美活动也不例外，艺术作品或其他任何美的事物，之所以能成为审美对象，能够被感知，就是因为这个审美对象，给了审美主体的感觉器官一个美的形象刺激，于是带来不同感官、不同程度的生理快感和精神、情感的愉悦。可以说，感知觉是美感的门户，是审美的开始。

之所以说感知觉阶段是审美的第一步，是因为人的认识活动必须从感知觉开始，人的一切高级复杂的心理活动都是在通过感知觉获得材料的基础上产生和发展的。虽然感知觉只得到事物局部或表面的特征，但这已经可以引起主体的快感和初步美感，如果没有感知觉，高一级的美感无从产生。

（二）联想与想象

审美过程中，由于审美者面对的是很富有吸引力的、启发性的一种美的形象，自然会唤起对事物的种种联想和想象。这些联想和想象是在对审美对象有所感受、有所理解的基础上产生的。它们反过来又会加深感受和理解。

审美过程中，联想和想象是一个特殊的心理过程。只有通过丰富的联想，才能出现相应的审美感受：看到齐白石画的虾，仿佛觉得它们在游动；看到徐悲鸿画的马，就觉得似在奔腾、嘶吼；看到照片上的玫瑰花，仿佛嗅到了花香。同样，“红杏枝头春意闹。”本写杏花争艳的情景，可是，这一闹字，就将视觉形象转化为听觉形象，仿佛听到了杏花竞相斗艳的喧闹之声，“闹”出了花的色彩、花的馨香、花的精神，闹出了春天的意境。

想象是一种比联想更自由、更活跃、更具创造性的心理活动和心理能力。想象能重组表象、重创新形象，以丰富人们的美感。如屈原笔下的《湘夫人》、《山鬼》；吴承恩《西游记》中的孙悟空、猪八戒、天神及妖魔鬼怪；但丁《神曲》中的“炼狱”、“天堂”等都是凭想象创造出来的。

（三）情感与思维

审美情感有低级的机体情感和高级的社会情感之分。但在审美过程中，有两种基本的情感总会呈现，就是“惊”和“喜”。“喜”就是审美愉悦、赏心悦目，是一种快感。“惊”是对艺术作品的惊异之感、敬佩之情，它在意识的深层，你往往无所觉察，但却是审美评估里的重要因素。因为对于审美主体来说，事物之所以美，就在于它唤起了主体的愉悦之情，使审美主体得到某种情感体验。所以审美和情感是有机地联系在一起的。

审美过程中的形象思维活动有自己的特殊性，其主要表现为这样两个显著的特点：一是一般不脱离具体形象；二是在整个形象思维过程中，始终贯注着强烈的情感。

法国画家库尔贝的著名代表作《打石工》（图 3-3），首先印入欣赏者视觉的是火辣的阳光下两个打石工人劳作时的情景，一个在搬一块大石头，一个正在挥锤打石。他们身旁是抬石头的工具和一个正在火上烧着的冒气的锅。此时人们就会想象，这两名工人穿得这样破旧，在阳光下挥汗劳作，他们的生活一定是很苦，他们一定是迫于生计才这样做的。在夏天是这样，那么在冰封雪盖的隆冬他们又该如何度过呢？壮年时尚且做如此原始的劳动，老来又如何谋生呢？由于想象和思维的作用，我们对这两位打石工人的同情之心就会逐渐增强。这种情感还会推动我们进一步去想，想到他们的妻子儿女以至他们所属的阶级——无产阶级的生活，想到剥削者对他们的压榨，等等。在这个欣赏过程中，我们的直觉、想象、理智、情感都发生了作用，想象、认识、情感交融在一起，互相促进，使美感不断增强。而这整个欣赏过程，都是以画中的形象为依据的。

由此可见，在审美过程中，既离不开形象，也需要认识，更需要情感。

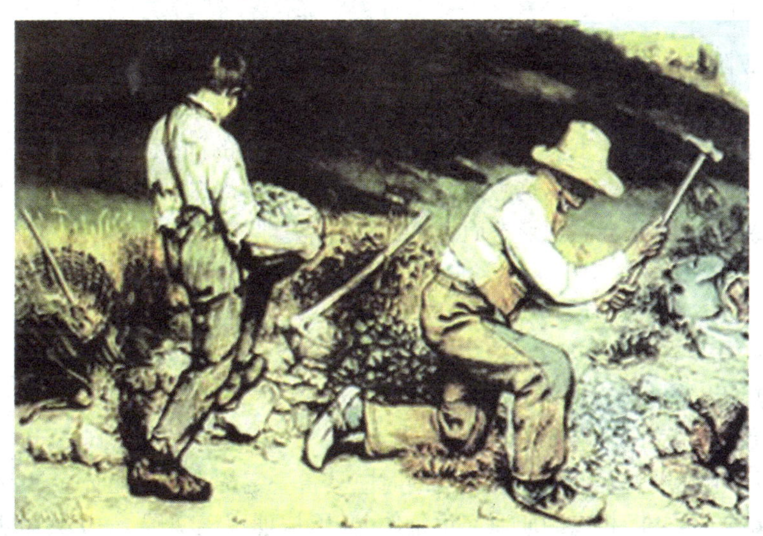

图 3-3　打石工　库尔贝（法）

在火辣阳光下打石工人衣着破旧，挥汗劳作……给了欣赏者极大的想象空间：如何度过冰封雪盖的隆冬？老来又如何谋生？他们的妻子儿女怎样……

三、审美的基本心理过程

（一）准备阶段——形成审美态度

准备阶段是审美心理过程的初始阶段，它是由日常心理状态进入特殊审美阶段的过程，也是审美心理定势形成的过程，即形成一种审美态度。

审美态度，是以摆脱日常功利意识，产生审美注意为标志的、充满着情感渴求和期望的、强烈的追求对象的感性形式的态度，即“美感的态度”。它可使人在特定的情形下，从日常生活中脱离出来。没有这种审美态度，再美的人、事、物和科学艺术珍品，也不会引起审美愉悦，不会成为审美对象。如人们进入西湖游览区时，会很快被那迷人的景色所吸引，使本来徘徊在心头的日常心理意识突然中断，而沉浸于眼前的水光山色，进入一种审美状态。

（二）实现阶段——获得审美感受

实现阶段又称展开阶段。此阶段是发生审美愉快，获得审美满足的阶段，是由审美知觉和审美领悟共同完成的。

审美知觉，是在实际审美过程中由于审美注意的存在而首先出现的，它可为审美主体带来感性愉快。虽然是感性的却又是超感性的，因为它是社会化、理性化的，始终渗透着想象、理解等其他的心理因素。例如，欣赏小提琴协奏曲《梁山伯与祝英台》，不同的社会角色和理性程度，可产生完全不同的情感活动。

审美领悟，是指主体对审美对象的一种感悟和体验，从审美对象的有限存在中看到了人生、生命或宇宙的无限与永恒，它可为审美主体带来精神愉快，它是审美的一种最高境界。它往往是通过某种感性形象，去领悟某种事物的本质，这种本质是靠想象的联系来理解的。如严羽的《沧浪诗话》中的“得句如得仙，悟笔如悟禅”，则强调了一种心灵对某种事物本质的领悟。

（三）效应阶段——体验审美成果

效应阶段又称成果阶段。这一阶段包括两种审美效应：①形成某种审美欲望和审美能力的直接效应；②形成某种审美效果、审美趣味、审美理想的间接效应。审美效应是和审美愉悦密切相关的。对个体而言，这种效应可提高其审美鉴赏力，加强审美人格修养并丰富审美主体的情感生活；对社会意识形态而言，可促进审美理论的发展和完善。

四、护理活动中的审美

（一）护理审美概念

护理审美是指护士在护理实践活动中作为审美主体，能够按照美学的尺度，有意识、有目的地对审美客体进行认识、评价、判断和创造。

作为护士，不仅要爱美，而且要懂美，同时应具备一定护理审美主体应具备的素质，如完善的感官和健全的思维、相应的职业文化条件、亲历护理审美实践、一定的审美知识和能力等。当然，这些素质和能力都不是一蹴而就的，是一个逐步发展提高的过程。正如法国雕塑家罗丹所说：“美到处都有，对于我们的眼睛，不是缺少美，而是缺少发现。”可见，培养自己发现美的能力至关重要。

（二）护理审美评价

护理审美评价是社会人群、就诊患者和护士自身依据一定的审美标准，对护理实践过程中的事物和行为作为护理审美价值，包括美与不美，以及美的程度所作的一种判断。其作用在于：有助于整体护理的实施；有利于护士形象的塑造；有助于治疗和康复的顺利实施；有助于提高医院的管理水平。护理审美评价的内容包括审美的标准、依据、原则和实施方法等。

（三）护理审美教育与护士审美修养

1. 护理审美教育的含义 护理审美教育是指对护生和护理从业人员通过一定的方式、

设施，运用正确的审美观点和审美标准，结合护理专业特点，培养他们正确健康的审美观和审美情趣，提高护士的鉴赏和创造美的能力的教育。

2. 护士审美修养　护士审美修养是指护士通过学习和应用美学理论，在护理实践活动中进行自我教育、自我改造、自我锻炼、自我涵养提高过程中所达到的发现美、鉴赏美、追求美、创造美的水平和能力。它既是护士造就人格理想的途径，也是护理职业适应社会需要的本质表现。

护士审美修养的途径和方法包括：①通过学校教育加强护士的审美教育，树立正确的审美观；②在本职工作中发掘美、创造美，培养知美、好美、乐美的审美境界；③自觉和坚持，不断完善人格，塑造自身美的形象；④在护患关系中体验和谐美的真谛。

综上所述，在护理专业建设中开展审美教育，能够使护生以正确的审美价值观支配自己的情感、意识和行为，以高雅的审美修养、审美情趣丰富、发展、完善自己的认识、情操、人格，培养自身外柔内刚的专业特有气质、塑造良好的职业形象，促进整体素质全面提高。

（毛盛锦）

（一）思考题

1. 如何理解美感和审美？
2. 美感的特征有哪些？
3. 审美心理过程分哪几个阶段？

（二）实践训练题

1. 讨论：结合实际谈谈你对护理审美的理解。
2. 将护理实践作为审美对象，指出其具备哪些美的特征。

第四章　自　然　美

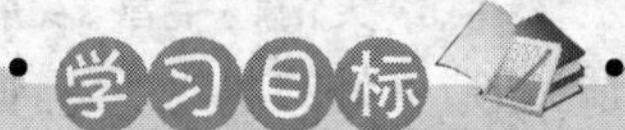

学习目标

1. 掌握欣赏自然美的方法，培养自身感知美、欣赏美的能力。
2. 熟悉自然美的构成与类型。
3. 了解自然美的特征和审美功能。

美不是抽象的概念，它总是以各种不同的外观样式存在于人的社会实践和社会生活中，如自然美、社会美、艺术美、形式美等。本章将着重阐述自然美。

第一节　认知自然美

一、自然美的形成与发展

（一）自然美的概念

自然美是最常见的一种美的形态，它是指客观世界中自然物或自然现象所呈现出的美。在自然界中，宇宙星辰、山川草木、花鸟虫鱼、江河湖海、雨露虹霓、风霜雪雾、云霞雷电、奇峰巨石、园林梯田、牧场草原等，都是构成审美对象的自然物，属于自然美的范畴。自然物的美不能脱离人或人类社会或人的生产实践活动而孤立地存在。

（二）自然美的形成

自然美是自然物或自然现象显示出来的美。但是人类社会在诞生之初，自然美并没有随即产生。原始人类在生产劳动中，不断发展、发挥着自身的本质力量，认识、利用和改造着自然，自然物和自然现象逐渐地从原来与人无关的冷漠对象或与人为敌的恐怖对象，变成人类的亲和对象、审美对象，成为对人的本质力量的肯定。由此，自然美逐渐从无到有，不断丰富和发展起来。

自然美产生后，自然物并不都是美的。生民之初，人类的生产力水平十分低下，人与自然彼此对立，无法体现人的本质力量对对象的支配与改造，也就无法建立起审美关系。如面对洪水泛滥、白浪滔天、熊熊烈火肆虐蔓延的情形，原始人类认为大自然就是不可抗拒的暴虐的统治者和压迫者，自然不会产生美感。为此，原始人类也不断地在挑战自然，于是有了《女娲补天》、《夸父逐日》、《精卫填海》、《后羿射日》等美丽的神话。

最早成为人类审美对象的是与生产实践密切相关的自然物。如用兽皮、兽骨、兽牙、羽毛等作为装饰物；原始人狩猎胜利，在熟食之余竟至模仿火舌的跃动进行舞蹈，展现舞姿，领略喜悦，鼓舞士气，于是，火便成为原始人的审美对象。水亦如此。这说明，某些自然物由于与人发生了一定的客观联系，先具备了某种社会价值，然后才成为审美对象。

由此可见，自然与自然美是不同的概念，分属于两个不同的范畴。自然的存在不依赖于人类社会，早在人类社会出现以前，就按照自身的规律存在、发展、变化着。那时，它们只是一种纯粹的自在之物，既无价值可言，也无美丑之分。因为美是一种社会价值，自然界的美与丑相对于人来说才有意义。所以自然界虽然先于人而存在，但是自然美绝不能先于人而存在。原因有二：一方面没有人类存在，便没有把自然作为审美对象的审美主体存在；另一方面，自然现象本身全是不自觉的、盲目的动力，它们没有任何预期的自觉目的，不能自觉为美。

（三）自然美的发展

人类在社会实践中，改变了人与自然的某些关系，使原先对人类有危害力的自然物受到支配、利用，成为“为我”之物，给人类带来了生产和生活之便。到了农业时代，人们开始欣赏植物的美，并且在生产实践中，植物本身所具有的极为丰富的形式特征，促进了人们对许多形式规律的认识和掌握，如反复齐一、均衡对称、多样统一等，并创造出了大量的流传于后世的精美的植物装饰图案。

随着社会生活的发展和人类文明程度的提高，人类与自然的联系愈来愈扩大，自然对于人，一方面作为物质生活的对象，范围在不断扩大；另一方面，作为精神生活的对象，范围也在不断扩展。人类改造自然的活动愈深入，人与自然的文化关系就愈发展，自然形象的感染力就愈丰富、愈细微、愈深刻、愈复杂、愈广泛，就愈能逐渐培养起人的审美感官的感知能力和丰富的情感与想象力，使人成为审美主体，而且逐渐把周围的自然环境、自然物和自然现象纳入自己的审美视野，成为自己的审美对象，并根据审美的需要，适时激起审美反应，最终获得审美享受。

综上所述，自然美是在人类历史发展过程中形成并发展起来的，没有人类的生产实践活动，就没有自然美。

二、自然美的构成与分类

（一）自然美的构成

1. 色彩美　大自然的色彩最容易引起人的情绪变化，也是最容易让人感受到的事物。天空中的彩虹、云霞、薄雾、晨露等呈现出的色彩，是气象所致；金色的海滩、橙黄的沙漠、碧蓝的大海、晶莹洁白的冰山雪峰是地壳的运动留给人类的震撼之美。自然界的色彩还会随四季的变化而变化，这就是人们常说的春华、夏荣、金秋、冰冬。在自然界中，构成大自然色彩美的最主要来源是植物和动物：繁茂的树木、丰富的草地、娇艳的鲜花，还有翱翔奔驰的飞禽走兽，它们共同装点着自然界的山山水水，使彩色的世界更加绚丽多姿。

2. 声音美　自然界中，莺啭、虎啸、风吼、雷鸣、人喊等造成了复杂万端的自然音响，并诉诸人的感官，向审美主体传递着某种特殊的意蕴，同时也使我们生活的世界显得喧腾热闹，生机勃勃。声音包括现实世界中发出的一切音响，庄子谓之“天籁”、“地籁”、“人籁”，万籁有声。

在大自然中，气象与生物是构成声音美的主要来源，风声、雨声、雷声、水声、鸟语、虫吟、马嘶等声响繁复多样，构成了自然界的声音美。即使同一种声音，也会因气象、地理、季节等条件的不同而各具特色，并给审美主体以不同的审美感受。如同是风声，松涛声、风吹枯叶声、风摆垂柳声、风卷海浪声等都各有情趣。来自动物世界的音响，更是纷繁无数，不可尽数：鸟鸣虫吟、猿啼犬吠等，这些别具一格的鸣叫，旋律不一，韵律各异，无处不在，无时不在，充溢于空中、田野、山间、人寰，构成了大自然独特的声音美。但是自然界中的声音美并不是某一种单调的声音所致，而是大自然的和声。南宋爱国词人辛弃疾在《西江月》中就为我们勾勒出了一幅大自然的和声之美："明月别枝惊鹊，清风夜半蝉鸣，稻花香里说丰年，听取蛙声一片。"这里有徐徐的清风声，柔和的蝉鹊之鸣，人类的欢声笑语，还有水中蛙声热闹的伴唱。作者在这里用自然的和声之美描绘出了丰收的喜悦。自然界的音响千差万别，它们汇聚在一起，构成了自然之声的交响乐。

3. 形状美 是人的视觉感官所能感知的空间性的美。自然界的一切事物都是有形的，它们均以形式美的基本组合规律构成特有的、具体可感的形态，并以此组成了千姿百态的美的世界，同时还强烈地作用于人的感官，成为人类最直接的审美对象。

以山为例，雄：泰山天下雄。一个"雄"字概括了泰山自然美的总特征。泰山突起于齐鲁平原之上，主峰海拔 1545 米，相对高度 360 米，大有通天拔地的气势，给人以"会当凌绝顶，一览众山小"的感受。泰山盘亘数百里，层峦叠嶂，挺拔险峻，基础宽阔，形体庞大集中，其地貌特征让人感到沉稳、厚重、雄浑。

奇：黄山天下奇。这是因其自然特征的变化无穷所致。黄山山峰高峻、陡峭，主峰海拔 1860 米，千米以上的高峰达 72 座之多，其中天都、莲花、玉屏三峰鼎立，壁立千仞，再辅以劈地摩天的群峰，形成了"峰海"奇观。奇峰再缀以奇石，更充满了奇趣。那些凌空的巨石，像"猴子观海"、"天鹅孵蛋"、"天狗望月"、"松鼠跳天都"、"金鸡叫天门"、"飞来石"（图 4-1）等，有的如笔、如矢、如笋、如林、如刀戟、如船桅，有的似人、似物、似禽、似兽。黄山奇松更是奇美，绝伦无比。它生于悬崖峭壁之上，由于一年中长期厚雪压顶，形成了顶平干直、盘根虬枝的奇姿美态，其中迎客松闻名于世。黄山之云也是世属罕见，它如烟似雾，飘浮于奇山异石之间，变化莫测，有时会形成波澜壮阔的云海。这奇峰、奇石、奇松、奇云构成了黄山的奇绝之美。

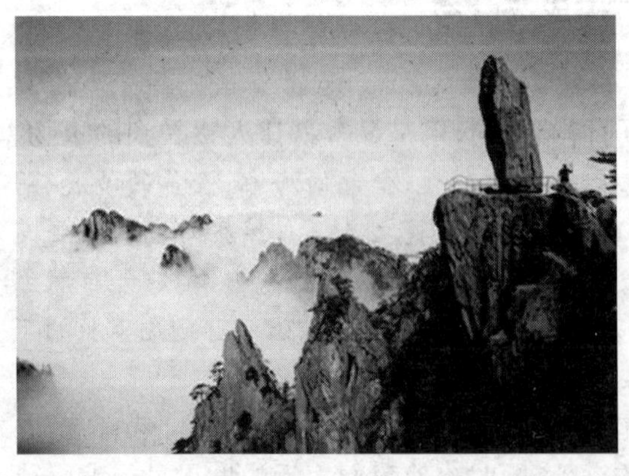

图 4-1 黄山——飞来石

在黄山平天西端的群峰中，有一呈近长方柱体的巨石耸立在峰头岩石的平台之上。巨石高 12 米，长 7.5 米，宽 8～10 米，厚 1.5～2.5 米。两大岩石之间的接触面积很小，而且底部与山峰豁然分开，相传曾有人用一根丝线从巨石与基座中间横拉而过，毫无阻碍。巨石似从天外飞落崖上，惊险莫名，故称"飞来石"。仙石般的飞来之石，融于黄山的峰林异石、烟雨云海、奇松绝美的奇境之中，真可谓天设地造。飞来石以它独有的气韵，为黄山开辟了一处绝胜美景，为尘世留出了一个可供人们心灵超然的精神世界。

险：华山天下险。“险”是一种惊心动魄的美，它既让人害怕，又令人神往。华山位于秦岭东段，北临平坦的渭河平原，它四壁陡立，山脊高而窄，犹如一方天柱拔起，其主峰海拔1997米，像一柄利剑直刺天空，有壁立千仞之势。所谓“自古华山一条路”，主要是指从青柯坪通向主峰的奇险无比的通道。青柯坪既是登山路程的一半，又是海拔高度的一半。从青柯坪到主峰，千米危崖，须历经千尺幢、百尺峡、老君犁沟、擦耳崖、苍龙岭几大险关。千尺幢是绝壁上的一条几乎与地面垂直的裂缝，后来经过人工凿磨成为石级，而宽仅容半足，惊险至极。擦耳崖是指在攀危崖绝壁时，定要擦耳而行，足见其陡峭无比。虽然华山险峻之至，但仍吸引着无数攀登者，人们都希望在这绝壁险峰之顶，领略无限的风光。

秀：峨眉天下秀。这是因为它线条柔美，山脉绵亘，草木葱郁，曲折如眉，“云鬟凝翠”，烟云掩饰。难怪人们把它比作美女。

幽：青城天下幽。“幽”常与曲折、隐蔽、清静、深邃、黝黯等特征相联系。形成幽景的自然条件往往是丛山深谷，古木浓阴，造成一种幽静、幽深、幽远的环境气氛。青城山位于海拔6250米的邛崃山下，深藏在岷江峡谷之中，如同一块宝石镶嵌在碧玉里。山中古木参天，浓阴蔽日，洞壑幽深，形成了它特有的幽深的审美意境。

奥：武陵天下奥。武陵山风景区位于湖南省西部，海拔800米，最高峰1300米，包括张家界、索溪峪和天子山。在那里，连绵不断的奇峰林立，嶙峋高耸的山比比皆是，如柱、如塔、如屏、如墙、如楼阁、如城堡、如人、如兽、如种种物象，千奇百怪，遮天蔽日。金鞭岩是当地众多奇峰怪石中的一个菱形山岩，高300多米，每当夕阳西下时，金鞭岩就金光闪闪，璀璨奇目。黄狮寨孤峰插天，只有狭窄的林间小道可攀达峰顶，俯瞰千峰万壑，犹如万丛珊瑚出于碧海之中，深不可测。金鞭溪、矿洞溪、索溪等萦回于奇峰谷底，给山增添了活力。武陵溶洞更是奥妙无穷。其中织金洞长达7公里，最宽处近200米，最高处达100多米，晶莹剔透的小山峰遍布洞底，可以说容纳了天下溶洞之奇。

旷：洞庭天下旷。洞庭湖地处江汉平原，南、西汇集湘、资、沅、澧四水，北纳长江、松滋、太平、藕池，调弦四江汛期泄入的洪水，昔日号称是“八百里洞庭”。洞庭湖湖面宽广无边，视野开阔无阻，北宋政治家范仲淹在《岳阳楼记》中这样描写洞庭湖的旷美之势：“衔远山，吞长江，浩浩荡荡，横无际涯，朝晖夕阴，气象万千。”到春日和暖之时，则是水面坦荡，“波澜不惊，上下天光，一碧万顷。”夜晚的旷美更是独具特色：“而或长烟一空，皓月千里，浮光耀金，静影沉璧。”洞庭天下旷可谓名不虚传。此外，辽阔的内蒙古大草原、烟波浩渺的大江之水，一望无际的西域无人区，等等，都具有旷远之美的特征。

上述所列自然美的形态，都是根据其自然属性概括出的总体特征，而在自然界中，有些总体特征相同的自然物的美又有它们各自独特的个性。如同是秀美，却又千姿万态：峨眉为雄秀，西湖为娇秀，富春江为锦秀，太湖为旷秀，桂林、武夷为奇秀。实际上，自然美的形态特征不是孤立存在的，而往往是一身兼有多种特征，是形态美的集合。

自然美不仅仅是色的美丽、声的合奏、形的多样，而且是色、声、形的高度和谐统一，它以绚丽斑斓的色彩、悠扬悦耳的声音、奇特优美的形态、自然天成的质料和谐而有规律地组合在一起，构成了美丽如画的自然世界。

（二）自然美的分类

1. 未经人化的自然美 指没有经过人类生产实践活动加工改造过的自然物的美，这类自然美包括自然中的许多自然现象，如山水、生物、天象、气象等。

（1）山水：是大自然最重要的组成部分。我国地大物博，山脉纵横交错，河流湖泊星罗棋布，海域浩瀚无际。就山来说，名山山形各异，景色迥然。雄踞世界屋脊之巅、被藏民族视为圣洁女神的珠穆朗玛峰作为“冰”的世界，在永恒的阳光的照射下和从不懈怠的风的雕刻下，形成了自己特有的冰塔、冰柱、冰洞、冰廊，成为自然力所能雕刻成的最漂亮的景象之一。由于它海拔极高，于是在不同高度上，形成了不同的自然景观：在海拔5100米的地方，分布着大片的冰川；在海拔5300米的山谷地带，分布着大量的晶莹剔透、笔直矗立的冰塔林，冰塔林中，还嵌有冰塔倒映的冰湖、水晶宫殿般的冰洞和形状可爱的冰蘑菇；在海拔5600米的冰天雪地里，生长着不畏寒冷的雪莲花和龙胆花；到了海拔6200米的雪线以上，除了突兀的巨石和峭壁，完全是一片被冰川积雪封盖的世界。这人迹罕至的山峰，以它独特的魅力吸引着全世界的登山运动员。山似乎永远都离不开水。山得水而活，水得山而媚，有青山，才有绿水。桂林山水就是极为典型的例子(图4-2)。

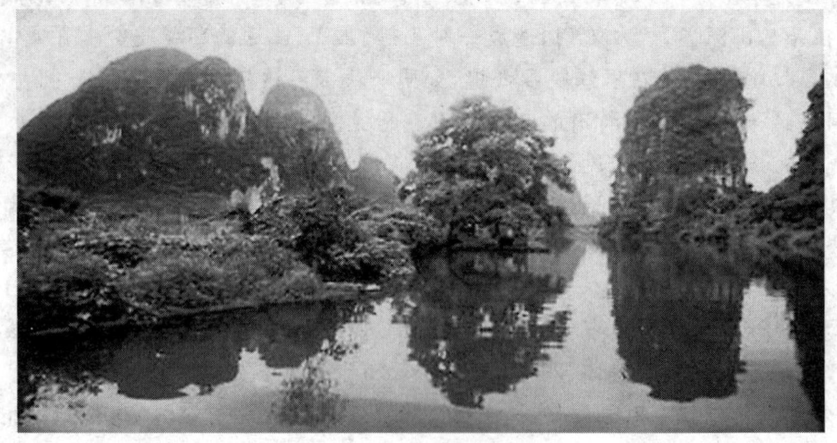

图4-2 桂林漓江——水映青峰

水晶石般清澈的漓江水流过奇山之中，那水光山色，令人陶醉，而且由于特殊的地质构造，桂林还有神奇迷人的溶洞，洞中有莽莽的原始“森林”，有高耸挺拔的“宝塔”，有洁白鲜嫩的“竹笋”，有些石头的形状酷似雄狮、犀牛、乌龟……真可谓“大自然艺术宫”。桂林山青、水秀、石美、洞奇，它以秀丽无双的绝景，赢得了“桂林山水甲天下”的赞誉。

(2)天象：是大自然中最富神秘色彩的物象。在我们生活的星球外，是一个广阔无边的星星的世界——宇宙。在茫茫的宇宙中，千姿百态的岛屿“星罗棋布”。人们用大型天文望远镜可以观测到它们美丽的形象：有的像漩涡、有的像圆宝石、有的像甩着两根小辫子的短棒，还有的奇形怪状，对此，我们都给它们一个漂亮的名字。而且还有许多美丽的神话传说与天象有着密不可分的关系，如嫦娥奔月、牛郎织女等。这表明，从古及今，天象始终是人们审美活动的重要组成部分，在人类的审美活动中占有极其重要的地位。

天象不仅作为审美对象被人欣赏，而且我们还把天象与地面景观联系起来，给审美主体以特有的想象力，使之构成一幅美丽的图画。如月牙湖、日月潭、天池等，以此构成深远的审美意境，引起人无限的遐思。

(3)气象：在自然美的构成中占有重要地位。主要是指发生在天空里的风、云、雨、雪、霜、露、虹、晕、雷、电等一切大气的物理现象，它们都是构成大自然壮丽景色的要素。风本身没有视觉形象，可是一旦风至，便会出现“解落三秋叶，能开二月花。过江千尺浪，入竹万竿斜”（李峤的《风》）的景象，显示了风的极大威力。没有风，就没有松涛、麦浪，就没有清波荡漾，就没有百花齐放和又绿的江南岸。因此在海滨、在田野、在山巅，风的吹拂，给自然界带来了动态美。

天空中云彩的美更是绚丽多姿，千变万化，云的出现和它奇幻莫测的特点，为许多自然景象平添了种种奇观。如庐山的云雾：庐山峰峦壮丽奇绝，瀑布奇伟幽险，云雾变化多端，置身其中，有时看见阵阵薄雾飘至山壑间，如云带环绕着苍翠欲滴的峰峦，远近的座座山峰都隐现在云雾之中，好似一个个孤岛；忽而云雾弥漫，高浮其上的峰峦，随之又淹没在茫茫云海之中，云雾像海上的波涛，翻腾追逐。面对云海翻滚变幻的奇景，难怪宋代大诗人苏轼要感叹“不识庐山真面目”（《题西林壁》）了。总之，因气象而形成的美妙绝伦的自然奇景给人的生活增添了无限的色彩。

（4）生物：包括动物和植物，这是大自然的重要组成部分。花草树木、飞禽走兽、昆虫鱼类等既赋予自然以美，又使自然充满生机。自然界中，大约有150多万种动物，动物的存在不仅是生态平衡的需要，同时，它们还作为审美对象，在几千年的中国文化艺术史上，不断成为艺术表现的对象，而且其审美价值日益丰富。看到狮子、老虎，我们就会与威武雄壮相联系；看到苍鹰、海燕，自然会想到勇敢和搏击；看到猴子，定会赞叹它的灵活与聪明；看到熊猫，必会欣赏它憨态可掬的样子和从容自在的风度。我国还有许多特有的珍稀动物，如金丝猴、丹顶鹤、东北虎、麋鹿等都有极高的审美价值。

植物的作用更是无处不在。我国特有的名花达600多种，占世界名贵花卉的75％。有观赏价值的树种有数百种之多，仅“神农架”原始森林，就生长着2000多种野生植物，其中有30多种属于世界罕见或是我国特有的珍贵树种，如直径2米的枫杨、枝丫横生的马凌光、驰名中外的“中国鸽子树”大珙桐以及坚似青铜、苔痕斑驳的铁坚杉等。许多树种集观赏与实用于一体，而且人们还根据一些树的特点，寄托人的情感。如木棉树被誉为英雄树、橄榄树被誉为和平的使者、白桦树被誉为美人树等，这是人的本质力量的一种体现。

这一类自然物的美不是孤立存在的，而是天象、气象、山水、生物汇聚一处，共同展示着大自然的美丽、雄奇和壮观，没有一处自然美不是它们的集合。

2. 已经人化的自然美 指经过人类生产劳动直接改造的自然物的美。其突出特征是，通过人类的生产实践活动，直接地、不同程度地改变了自然原有的外貌。如在山顶建个亭子、山坡上修条长廊、湖面上筑道堤坝、园林中造个假山等，这些亭台楼阁都分散在自然要素中，随高就低，因山就势，与自然景物融为一体，对自然之景起着烘托、点缀的作用。人说“上有天堂，下有苏杭”，是因为苏州有园林，杭州有西湖（图4-3）。即使有些自然物就其本身的外形来说，没有因人类的生产实践活动而发生变化，即没有直接打上人的意志的烙印，但是由于人类掌握了它们的活动规律，提高了对它们可能产生的各种威胁的防御能力，从而改变了它们原先与人的对立关系，实际上，也就成了被人们所支配的对象，如对天象、气象的观测和预报。

通过对上述两类自然美的分析说明，无论哪种类型的自然美，本质上都是自然的人化，人的本质力量的对象化（自然的人化），只有自然物真正被赋予一定的社会内容，只有在人类生产实践活动的作用下，人与自然之间出现了审美关系，才会产生自然美。

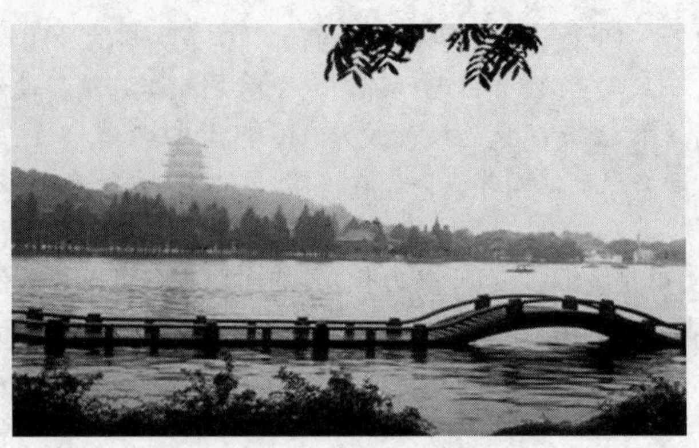

图 4-3 杭州西湖

西湖湖面近似椭圆形，它三面环山，东频市区，自然条件十分优越。千百年来，经过人们的不断建设，已经形成了一座大园林。在环湖 15 公里处，树绕花缀，山明水秀。宽阔的湖面上，又巧妙地布置着一山（孤山）、二堤（白堤、苏堤）、三岛（小瀛洲、湖心亭、阮公墩）。这些人造景物已经成为西湖自然景色的组成部分，与西湖之景融为一体，为西湖增添了无限的诗情画意。西湖山若花冠，堤像锦带，岛如碧玉，湖似明镜，在此，人工美作为饰物与自然美完美地结合在一起。

第二节 欣赏自然美

一、自然美的特征

（一）自然美的自然性与丰富性

1. 自然性 自然界是按照自身的规律发生、发展、变化的，它是不依赖于人和人类社会而存在的自在之物。虽然自然美是在人类社会实践过程中形成的，具有一定的社会价值，但是自然美对自然却有着直接的依赖关系，自然物自身的特征如质料、形状、线条、光泽、色彩等，是构成自然美的前提条件和物质基础，也是自然美区别于其他形式美的根本特点。因而，自然美在任何时候都不能离开一定的自然物质属性，也就是说，没有自然物的自然性，就没有自然美。自然美具有的美的要素都不是人造就的，是不以人的意志为转移的。正是由于自然物和自然现象各自的与众不同的自然特性，才组成了丰富多彩、气象万千的自然景观，并展示出各自独特的美。

2. 丰富性 自然美的丰富性源于自然物本身的丰富性和审美主体主观感受的差异性。自然界的事物多姿多彩，千差万别，以其极大的丰富性展示着它们独有的特色。以水为例，同样是水，但却千姿百态：海水浩瀚辽阔，湖泊碧波涟漪，江河奔腾不息，小溪细流淙淙，泉水汩汩而涌……这自然天成的美构成了大自然美的无比丰富性和多样性(图 4-4)。

（二）自然美的多面性与易变性

1. 多面性

(1)自然物自身的多面性：自然物的属性是多方面的，因而呈现在人们面前的美也是多方面的。自然物会因时间、环境的变化表现出不同的美的形态和色彩，如春天是色彩最为绚

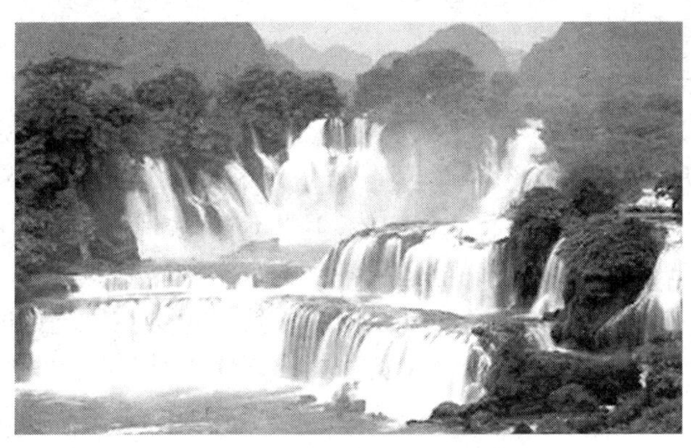

图 4-4 九寨沟——诺日朗瀑布

九寨沟的水最具特色，巍峨壮丽的诺日朗瀑布，以其雄伟壮阔的气势，张开巨大的臂膀，滔滔水流从瀑顶的树丛中越堤而下，如银河飞泻，水势浩大，声震山谷。加之蓝天、雪峰、绿树、红叶倒影水中，真可谓变幻无穷，向世人展示出了一种原生态的美景，人们也在自然的审美过程中，充分享受着大自然赐予的天然乐趣，产生一种返璞归真、超然脱俗、洗尽人世烦恼而心旷神怡的体验，真正感受到自己作为一个自主而完整的生命存在的意义。

烂的季节，百花争艳，凋木吐绿，野草重生，整个自然界焕然一新；夏季树木葱茏，草丛茂密，可谓浓荫如盖；秋季天高云淡，明朗澄净，田野一片金黄，山间层林尽染；冬天虽然草木枯黄，但色彩同样壮丽，特别是冬雪带来了“山舞银蛇，原驰蜡象”（毛泽东《沁园春・雪》，详见第六章）的银装素裹的世界，加上红梅的装点，壮丽之中又有精巧，其美别具一格。

（2）自然物在一定条件下会呈现不同的美：如竹子“未见破土先有节”（宋・徐庭筠《咏竹》），一经出土，就迅速生长，而且节节升高，任狂风暴雨吹打，宁折不弯。因其生长的特点，人们赞扬它高贵而有气节；竹子“已到凌云仍虚心”（清・郑板桥《竹》），以它内里虚空的特点，人们称誉它坦直忠诚、虚怀若谷；竹子不以鲜花招惹蜂蝶，人们颂扬它不媚不谀、朴实无华。为此，我们把竹的品质赋之于人，来表现人宁为玉碎、不为瓦全的美德，可见竹之美的多面性。

（3）自然物的美丑两重性：自然物与人的关系，还表现在同一属性特征在不同条件下可以产生不同的乃至对立的作用，亦即同一自然物的同一属性会出现美与丑截然相反的审美意义。如老虎，就其雄健威武，可以给人壮美的感受；就其凶猛残暴，则成为丑的对象，受到鞭挞斥责。这种现象的产生，是因为同一自然物的同一属性与人的生活有着多种不同的联系，这就为自然物的美丑两重性提供了物质前提，使得有些自然物兼有美与丑两种相互对立的审美素质。这不取决于人的主观意识，而是由其自然属性特征与人的关系决定的。

（4）审美主体的差异性：对同一对象的同一方面，不同文化背景、自身修养的人会产生不同的感受。如荷花“出淤泥而不染，濯清涟而不妖，中通外直，不蔓不枝，香远益清，亭亭净植”的特性自古以来就被中华民族作为洁身自爱、品格高贵的象征来予以赞美，而日本民族却以荷花为忌。因此审美主体对不同的国家与地区、不同的传统与风格、不同的宗教与信仰的了解程度和其自身具备的知识层次、修养水平、道德标准等都会对自然美的欣赏产生影响,最终获得的审美享受也因人而异。

2. 易变性 自然美的易变性是指自然美具有变化不定的特点。许多自然物的形态不是固定不变的,人们对自然物的观赏角度也是变化的,这就产生了自然美的易变性。

自然美与社会美、艺术美相比,从总体上看,有其相对的稳定性和持久性。因为大自然顽强的生命力,使得有生命的动植物代代相传,生生不息,表现出相当的遗传稳定性;星斗山川等无机体也往往千万年不显其变。但是从特定的时空来看,自然美无不时时处处发生着或浓或淡、或强或弱、时隐时现的变化。就是同一自然物也会在不同的时间、不同的条件下显现出不同的景象。一朵花从含苞待放到凋谢衰败,体现了生命变化的全过程;即使是同一朵鲜花,在其怒放时,也表现出了色彩的浓淡变化。宋代郭熙说:“春山淡冶而如笑,夏山苍翠而如滴,秋山明净而如妆,冬山惨淡而如睡”。大自然的易变性,大大拓宽了自然美的想象领域,增添了自然美的无穷魅力。

自然美之所以具有易变性,原因有三:①自然美很少是孤立隔绝的单项美,而更多的是相互比照、映衬的综合美,表现出一种整体美的效果。一动则多动。②自然美大都受时令气候和自身消长的制约。任何自然物都有其内在的运动规律,生息交替,盛衰迭更,无时无刻不在变化之中,只是有程度、速度之别。③自然美大多与人的实践活动相联系。在社会生活中,人类总是按照美的规律改造自然,改造环境,或移花接木增添人文景观,或移山造海改变山河原貌,或筑路架桥连接城市乡村,或编织神话赋予草木人格,或追溯历史与名胜古迹相伴等。自然美与人类创造的完美结合,给大自然增添了无尽的色彩。

(三)自然美的喻义性与象征性

1. 喻义性 自然界中的自然物并没有任何思想的意义,它们只是自然世界中的一种物象。但是自人类产生之后,作为审美主体的人与自然事物之间有了过多的情缘。面对自然中的每一种事物,无论它们的外表如何,都触动着人们的情思。人们根据其外观形式、生长特征、自然属性及其在人类生活中的作用等方面的特点,从中常常可以发现某种人的品格、精神、情操和理想,同时根据自己的人生阅历和对生活的理解,赋予自然事物的自然属性以人的精神品德,使之人格化,使自然界的自在之物成为人们思想情感的寄托,借以抒发内心感受。由此,自然物便有了较为固定的身外之义,并在人们长期的生活实践中固定下来,这就是喻义。

“野草”常用于颂扬生命力的顽强;松、梅、菊、竹多传达高洁坚贞之志。这时,自然界的许多事物,不再只是一种物象,不再是纯粹的客观事物,而是渗透了人的主观情感,在人类情感的寄托中,成了会说话、有思想、能够替人类表情达意的有情之物。正如清代王国维所说:“一切景语皆情语”。于是人们把自己的主观情愫融入自然物中,借自然之物,或借景抒情,或寓情于景、或情景交融。

2. 象征性 审美主体置身大自然中,自然界的一切情景都会触动审美主体的情思,在特定的情境下,审美主体便将个人之“志”依托在目光所及的自然物上,于是这个“物”便被赋予了超出本体以外的意义,即象征意义,从而使审美主体的思想感情获得了具体实在的形式。这时,这个自在之物便成为审美主体志趣、意愿、精神或理想的寄托者,而审美主体的个人之“志”便借助于这个具体之“物”表达得更加自然、充分和完美,并且富有感染力。这便是象征。

奥运会的五环会标。奥林匹克旗帜五个不同颜色的圆环(天蓝色代表欧洲,黄色代表亚洲,黑色代表非洲,草绿色代表澳洲,红色代表美洲)连接在一起象征着五大洲的团结,象征着全世界的运动员以公正、坦率的比赛和友好的精神在奥林匹克运动会上友好相见，欢聚一堂，以促进奥林匹克运动的发展。自然美的象征性特点为审美主体情感的表达提供了一种极好的表现手法，在审美活动中，能使人获得意境无穷的美的享受和陶冶。

（四）自然美侧重形式美

1. 自然美形式鲜明，内容模糊 自然美是内容与形式的统一体，但是在多数情况下，自然美的内容显得比较隐约、模糊和不确定。如一颗星星、一座山峰、一条溪流、一棵古木、一行大雁的美所蕴涵的内容是不明确的。这主要是因为，自然物是天造地设、自然形成的，而不是人类加工改造的结果，即使经过了人类的加工改造，其内容依然是笼统模糊的。如园林建筑中的亭台殿阁、花草鱼虫也无法包含确定的意义。可见，自然美的内容比较朦胧、概括，不占据突出显要的位置。

相对而言，自然美的形式却显得异常清晰，并以其自身鲜明的属性特征来表现丰富的带有某种社会意义的内容，以具体可感的形象给人以深刻的印象，激起人们强烈的审美感受。如云南的石林，它所表现出的内容是模糊的，要根据审美主体具有的修养、情感而定，可是它的形式却是鲜明突出的。那无数灰色的奇峰怪石，犹如万把宝剑直插青天，连绵十几公里，好似一片莽莽的原始森林。其中有许多象形石峰：有的像初生的竹笋、有的似雕琢精致的玉华石表、有的若孔雀梳翅、有的同双鸟度食，惟妙惟肖。有一个石峰，颀长高挑、风姿绰约，极像撒尼族传说中的美丽少女阿诗玛。云南石林作为岩石园林，以其独特的形式美吸引着中外无数游客。

2. 自然美以特有的感性形式诉诸人的感官 自然的形式是自然造化的鬼斧神工创造出来的，它们均以自身特有的感性形式诉诸人的感官，使人产生美感。自然界的形式千奇百怪，各具形状：有雄伟高大、矮小娇柔、苗条瘦弱、健壮丰满、奇峻伟岸之分，一条藤、一方石、一只飞燕、一泓清泉、一弯明月、一缕清风等，皆以其特具的表情效果，向人们传递着独有的心理感受。

形状美在自然界中比比皆是，如黄山松在形态上与其他松树有所不同，它是因黄山特殊的地貌、气候而形成的中国松树的一种变体，其姿态坚韧傲然，美丽奇特。它或倚崖挺拔，或独立峰巅，或倒悬绝壁，或冠平如盖，或尖削似剑。忽悬、忽横、忽卧、忽起，生机勃勃，郁郁葱葱，真可谓“无树非松，无石不松，无松不奇”。它以独有的朴实、稳健、雄浑的气势表现出了松的奇特之美。人们根据它们的不同形态和神韵，分别给它们起了典雅而有趣的名字，如屏玉楼上的举世闻名的迎客松、独伸一枝的送客松、始信峰上霸气十足的黑虎松、天都峰上探询云海的探海松，此外，还有连理松、团结松、麒麟松、竖琴松，等等，形似其名，名如其意。

3. 自然美的色彩、声音及其动态可以充分体现其形式特点 自然美侧重形式的特点，不仅表现在自然物的形态上，变幻无穷的色彩、繁复多变的声音都是这一特点的完好体现，有些自然物还呈现出特有的动态美。动态美由烟云、飞瀑、波浪、泉流以及动物的奔跑攀缘、飞禽鱼类的翱翔潜游、花草树木的飘动等构成。风是形成大自然动态美的自然动力，它能使云雾聚散，波涛翻滚，柳枝拂动，万里香飘。以“云海”著称的黄山，每当烟云生起，那漂浮的云，或如涓涓溪流，或似海浪翻卷，使人感受到一种飘动的美、荡漾的美。

4. 自然美在人的审美活动中表现显著 人们在欣赏自然美时，常常因自然物的形式给予审美感官以鲜明突出的印象而忽视了它比较隐约的内容。如蝴蝶，其幼虫对农作物危害很大，但它那翩翩的姿态，五彩斑斓的翅翼，却博得了人们的赞美，并且还作为美的象征入诗如画，梁山伯与祝英台死后化蝶就是一个典型的事例。有些自然物对人有益，但因其外形相貌丑陋让人生厌，使人觉得它不美，如蟾蜍。据估计，一只蟾蜍在夏季三个月间可以吃掉一万多只害虫，而且它的白色分泌物可以制成中药蟾酥，有强心、镇痛、消热、止血、治疗疔疮等功效，同时还是极好的实验材料，可用于生理学、药理学、胚胎学的教学和科研。可是由于它皮肤灰黑，体态臃肿笨拙，浑身长满疙瘩而惹人生厌，而且人们还把它当作丑的典型，冠以"癞蛤蟆"之称。这些都生动说明形式在自然美中占有极其重要的位置。

（五）自然美的全人类性

自然美多属共同美，自然物的形状、色彩、声音等自然属性没有阶级性、民族性和时代性，不涉及民族、阶级的利益关系，最容易引起各阶级、阶层的审美感受。因此不同阶级、民族、时代的人对青山绿水、花草鱼虫、田野森林都会神迷情往，流连忘返。

庐山的开先瀑布从山顶直泻而下，悬挂在双剑峰和香炉峰之间，高达几十米，犹如从天而降的银链。面对此景，唐朝大诗人李白用诗赞美这飞瀑之美："日照香炉生紫烟，遥看瀑布挂前川。飞流直下三千尺，疑是银河落九天。"（《望庐山瀑布》）今天我们站在它的面前也会大加赞美，而且还会情不自禁地吟诵出李白的《望庐山瀑布》。李白作为几千年前的封建统治阶级中的一员，与今天的我们对同一自然的审美感受可以说是一致的。再如建于清代乾隆年间的北京颐和园，万寿山上依山就势的金壁辉煌的楼台殿阁群、高大的佛香阁、造型优美的玉带桥、昆明湖中的三座"神山"、还有"园中之园"的谐趣园等美景，美不胜收，令人陶醉。当初清政府建造这一园林的目的十分明确，但这并没有影响当代人欣赏和感受它的美，而且对此，各阶级的审美感受是共同的。

二、自然美的审美功能

（一）培养情感，激发人的爱国之心

我国山河雄伟神奇、风景优美秀丽、古迹丰富多彩。从古至今，对祖国大好河山的赞美和眷恋，是爱国志士表达热爱祖国之情的重要形式。方志敏烈士英勇就义前，在狱中写下的著名散文《可爱的中国》一文中，把祖国的山川比作母亲的肌体。他写道："……至于说到中国天然风景的美丽，我们可以说不但是雄伟的峨眉，妩媚的西湖，幽雅的雁荡，与夫'秀丽甲天下'的桂林山水，可以傲睨一世，令人称美；其实中国是无地不美，到处皆景，自城市以至山村，一山一水，一丘一壑，只要稍加修饰和培植，都可以成流连难舍的胜景；这好像我们的母亲，她是一个天姿玉质的美人，她的身体的每一部分，都有令人爱慕之美……"。祖国美丽如画的自然风光，丰富了人们的精神生活，更加激起了人们对祖国母亲的热爱之情。

（二）修炼情操，唤起人的生活激情

万象纷呈的大自然，充满了勃勃生机。春天细雨润物，小草发芽，万物萌生；夏天百花盛开，争奇斗艳，一片盎然；秋天层林尽染，果实累累，喜迎收获；冬天千里冰封，万里雪飘，大地披银装。大自然总是以千姿百态的美丽景色，激发着人们对生活的热爱之情。宋代文学家王安石在游览杭州北高峰塔顶时，极目眺望，美丽风光尽收眼底，激发了作者的豪迈、乐观情感，不禁写诗抒怀："飞来封上千寻塔，闻说鸡鸣见日升。不谓浮云遮望眼，自缘身在最高层。"投入大自然的怀抱，人们能够从自然美中看到自身的本质力量，得到生活的启示，产生审美情趣，变得轻松愉悦，从而增强自信，使生活变得更加丰富，更有趣味，更富激情。

（三）陶冶性情，寄托人的美好理想

我国幅员辽阔，复杂多变的地貌和气候，形成了瑰丽无比的自然景观。人们置身其中，在赞美自然的同时，也赞美与自然特点相吻合的人的精神。如看到大海，会想到人宽阔的胸

怀;看到青松、腊梅,会想到人的坚贞不屈的品格;看到鸟兽虫鱼,会想到保护自然,保护动物,保护生态平衡。人在自然中,陶冶了性情,净化了灵魂,美化了人格,寄托了理想,还能消除疲劳,得到休息,使心情处于良好的状态中,有利于工作和生活。

(四) 开阔视野,丰富人的文化知识

大自然有无穷的奥秘,它以其广阔深邃,激发着人类探求知识的欲望。达尔文的《物种起源》、沈括的《梦溪笔谈》、郦道元的《水经注》等,都是人类走向自然、探索奥秘的成果。描写山水田园风光的诗文、画卷也代代辈出,我国唐代就出现了以描写山水田园风光为内容的诗歌流派。古往今来,无数探险家、旅行家、科学家以其勇于探索的精神和艰辛的劳动,解开了大自然一个又一个的奥秘,丰富了人类的知识,激发了人类的创造欲望,从而产生了今天的物质文明和精神文明。

三、欣赏自然美

(一) 提高欣赏者的审美感知能力

美感是从人对事物的感知开始的,人对事物的感知是在情感的推动下进行的。也就是说,审美主体的审美感知活动自始至终伴随着强烈的情感活动,大自然中所有事物无不是通过能够感受其形式美的审美感官这个“窗口”的感知而激起人们的情感波澜后向审美过渡的。置身自然之中,审美主体要做好充分的审美准备,时刻以一种对美的审视的目光去欣赏大自然,感悟生活。如果一个人根本不想或者不会感知美,那么美感就无从发生,大自然也将变得平淡无奇,索然无味。因此审美主体要充分调动起自己的审美感官,发挥丰富的联想和想象力,带着美好的情感去关注自然美,感受自然美,欣赏自然美,还可以根据自己的需要,有选择地把个别的或部分的自然景色整合在一起,使之成为有机的整体加以欣赏。

(二) 提高欣赏者的思想文化素质

丰富多彩、气象万千的自然美景令人流连忘返。但是并不是所有的欣赏者面对大自然的恩赐都能获得最佳的审美享受,有的人置身枫林晚照、长空落日、百鸟清音的景色中,却身在美中不识美。要想达到情景交融、物我两忘的境界,审美主体必须要有一定的思想文化修养,良好的思想文化素养能给审美活动插上飞翔的翅膀,能够让欣赏者面对大自然的美景,极目驰怀,因景生情,或感怀历史,或追踪人物,或想象神话传说,或联想民间故事,或以自身对生活的理解,赋予自然物以新的喻义和象征意义,由此不仅能够欣赏到自然界的美,而且还能够体味到超出自然物本身的意义,领悟到更深远的思想内涵,在观山、听水、赏景中,获得更美的审美享受。所以作为大自然的组成部分之一的人类,要加强自我修养,更多地通晓历史、人物、事件,饱读文学作品,更广泛地了解不同国度、不同地域、不同民族的习俗、传统、民风,以便能够更好地做心灵的旅行。

(三) 选择恰当的时间、适宜的角度

欣赏自然美的时间主要是指季节、朝暮、晴雨等。

1. 时间 自然界中,自然胜景都有其最佳的显现和欣赏时间。观钱塘江潮涌(图 4-5),是在每年的秋分时节,农历八月十八日前后。此时太阳、地球、月亮三颗星球在一条直线上,海水受到的引力最大。如果去北国冰城哈尔滨,显然冬天最好。那时的哈尔滨是白雪覆盖,银装素裹,冰雕奇特,夜晚与彩灯相映,可谓是自然美与艺术美的完美结合。因此选择恰当的时间欣赏自然美,容易达到主体与客体相和、情与景相融的最佳境界。

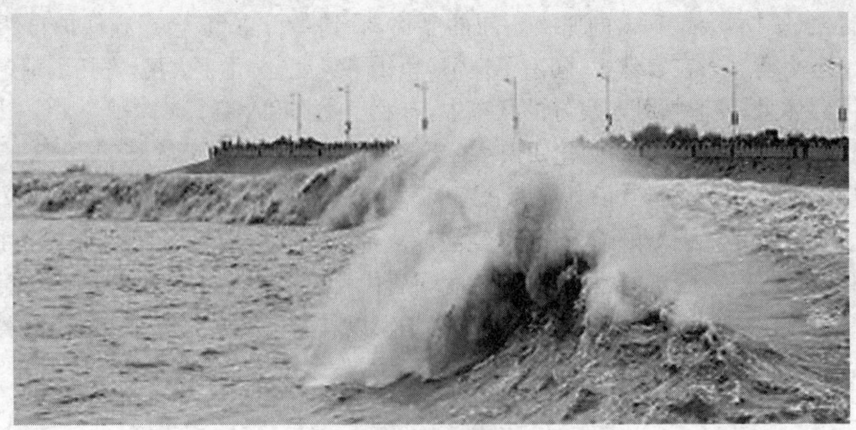

图 4-5 钱塘江潮涌

钱塘江入海口外宽内狭，呈喇叭形，江口大而江身小，当外海来的大量潮水涌进狭窄的河道时，湾内水面就迅速涌高，钱塘江流则受到阻碍难于外泄，反过来又促进水位增高，同时，横亘于江口的一条沙坎，使潮水前进的速度突然减慢，后面的潮水又迅速涌上来，就形成了宋人周密在《武林旧事》中所描写的“方其远出海门，仅如银线；既而渐进，则玉城雪岭，际天而来，大声如雷霆，震撼激射，吞天沃日，势极雄豪”的壮观景象。

2. 角度 审美角度指审美主体在欣赏客体时所处的空间方位。角度的选择，在审美活动中是非常重要的一个方面，因为自然美具有多面性。主体站在不同的位置，从不同的角度观赏自然物，自然物就呈现出不同的形态特征。如黄山有一奇石，在皮蓬一带看，形如“双鞋”；从耕云峰上看，状似“犁头”；而从玉屏楼的右侧观之，就好像“松鼠跳天都”，形象、生动、逼真。这一奇石，犹如一尊动态的雕像，以不同的姿态，给人以多种美的感受，这都是因为审美主体的视觉差异而产生的不同效果。可见，当人们置身自然之中，面对自然之景，仰望、俯瞰、远眺、近观、平视、侧看，景致千变万化，获得的美感也就千差万别。所以观赏自然美，要重视选择观赏的角度，以充分地获得美感享受。

（四）保持一定的距离

审美距离是指审美主体与审美客体之间在空间和时间上的间隔。它包括空间距离、时间距离、审美主体的心理距离几方面的内容。

1. 空间距离 是指审美主体与自然物之间保持的一定空间上的间隔。在欣赏自然美的活动中，空间距离对审美效果有直接影响。唐代文学家韩愈在描绘早春景色时说：“天街小雨润如酥，草色遥看近却无。”意指初春时节，自然物开始泛青，远看与冬天的灰白显然不同，草木挂上了绿色，山野披上了绿装。可是，如果近看，却感到依然如故。这是距离产生的美。在观赏自然美时经常出现这样的情况，如观赏瀑布，审美主体必须要与客体保持一定的距离，才能观赏到银链飞旋倒洒、玉花飞溅的宏伟景象，感受到它飞落时带来的惊心动魄的震撼。即使观赏一株花、一片叶也应如此，否则，美感就难以产生。

2. 时间距离 是指审美客体因其形成的年代、时间的先后与审美主体之间产生的时间上的间隔。时间距离是由客体本身决定的，主体不能够选择，但在审美活动中，它却起着不可忽视的作用。如唐代诗人陈子昂当年怀着旷世之才但却无法施展的遗憾和对燕昭王筑台求士的无限向往，登临幽州台，情不自禁地产生了思古幽情，发出了“前不见古人，后不见来者，念天地之悠悠，独怆然而涕下”(《登幽州台歌》)的感慨。毛泽东同志来到北戴河，面对白浪滔天的大海和碣石山，不禁吟诵到“往事越千年，魏武挥鞭，东临碣石有遗篇。萧瑟秋风今又是，换了人间。”(《浪淘沙·北戴河》)这些怀古之情，都是因时间距离使审美主体产生的一种独特的审美感受。

3. 心理距离　是指审美主体在观赏自然景物时，抛开某些功利的需要，把自然物作为一种纯粹的审美对象加以欣赏、体验，使两者在心理上产生的某种间隔。与审美对象保持适当的心理距离是瑞士心理学家布洛的著名论断，布洛认为，要欣赏对象的美，必须与对象保持适当的心理距离，不能太远或太近。“距离”过远，对审美对象就无法了解和进行情感体验；“距离”太近，又不免被实用的动机压倒欣赏的需要。朱光潜认为：达到“不即不离”的程度，才能使欣赏获得最好的心理条件。如建筑学家进入森林，如果他带有选用建筑材料的目的测量、观看树木，那他就不会作为审美主体去欣赏植物的根、枝、叶的美，也不会引发更多的联想。可是如果抛开这些目的，而是以一个纯粹的观赏者的身份去感受，就能进入审美状态，获得审美享受。所以心理学家布洛说：“距离”也是一条审美原理。

(五) 展开丰富的联想与想象

联想和想象是人类特有的一种思维活动，在审美过程中占有重要地位，它借助人的情感和特定生活经验的推动，把人在审美感知中获得的审美意象和旧有的表象相联结，并进行综合，从而改造成新的审美意象，使其具有更为深广的审美内容。

1. 接近联想　接近联想是指甲乙两事物在时间或空间上非常接近而产生的联想。最浅显的例子便是“睹物思人”，看到瑞雪想到丰年，看到丰收联想到农民的喜悦。人们登临长城，自然会联想到孟姜女哭长城的故事；游历长江三峡，看到神女峰，会不禁想起关于峰的传说；夜晚仰望星空，那一轮明月定会勾起人对嫦娥、玉兔、吴刚、桂树的情思，如果再加上一些想象的内容，则会被加工创作成一个个美丽动人的神话故事。可见，接近联想在欣赏自然美的过程中，常因日常生活和思想情感中的多次接触，仿佛形成人的一种条件反射，并引起相应的情绪反应，从而产生因虚得实，虚实结合的意境，在美的欣赏中给人以言有尽而意无穷的审美享受。

2. 相似联想　相似联想也叫类比联想，是由甲乙两事物在性质、形态上的某些相似所产生的联想。人们常用的比喻、拟人、象征等手法都与之相关，我国诗歌中的比、兴手法也是以相似联想为基础的。李白的《静夜思》既有相似联想，又有接近联想。“床前明月光，疑是地上霜”，因明月与霜的相似引起了相似联想。“举头望明月，低头思故乡”，因明月与故乡非常接近，看到明月而思乡，这是接近联想。正因为如此，才创造出一个游子思乡的形象和缠绵悱恻的意境，给人以美的享受。贺知章的《咏柳》诗“碧玉妆成一树高，万条垂下绿丝绦。不知细叶谁裁出，二月春风似剪刀。”构思更为新巧。诗人用剪刀来比喻春风，把视之无形、不可捉摸的“春风”用“剪刀”形象化地描绘了出来，它裁出了细叶，剪好了丝绦，妆成了碧树，剪破了严冬的笼罩，裁出了万紫千红。

3. 对比联想　对比联想是指由两种截然相反的事物在对立、对比中产生的联想。如“蝉噪林愈静，鸟鸣山更幽”(南北朝·王籍《入若耶溪》)、“怀归人自急，物态本闲暇”(宋金·元好问《颍亭留别》)。诗句中“噪”与“静”、“鸣”与“幽”、“急”与“暇”构成对比联想。在创造与欣赏中，所谓对比、反衬等都与对比联想有关。如杨万里的《晓出净慈寺送林子方》一诗“毕竟西湖六月中，风光不与四时同。接天莲叶无穷碧，映日荷花别样红”，是诗人为送好友离开，以写景来表达送别而写的诗。诗人用“碧”与“红”的色彩对比，将“接天莲叶”与“映日荷花”鲜明地描绘了出来，亦显夏天西湖美景的特点。

4. 关系联想 关系联想是依据两种事物中间存在着某种内在关系产生的联想。产生关系联想的原因很多：如从现实意义到历史价值、从审美特征到产生原因，审美主体情绪、心境不同，联想内容自然不同等。如齐白石有一幅画，题为《蛙声十里出山泉》，画面上并无青蛙，只画着几个小蝌蚪顺山泉流出，而人们可以从蝌蚪与青蛙之间的种系延续关系联想到深山里蛙声一片的情景。再如，同是面对鲜花，审美主体会因情感因素而产生不同的联想，杜甫发出了“感时花溅泪，恨别鸟惊心”的感慨，李清照却抒发了“莫道不消魂，帘卷西风，人比黄花瘦”的情思。可见，关系联想在人的审美过程中起着十分重要的作用。

在审美过程中，审美想象亦占有举足轻重的地位。它能把人们分散零星的生活素材集中概括起来，熔铸成完整的艺术形象，并能化虚为实，使抽象虚幻的东西变成具体可感的形象，用以弥补人们生活经历不足的局限，使形象更加丰富多彩。

总之，在审美中，联想和想象可以拓宽人的审美境界，丰富艺术形象，从而获取最大程度的美感享受。

（魏 冬）

（一）思考题

1. 自然美是怎样产生的？
2. 自然美的类型和形态有哪些？
3. 自然美的特征包括什么？

（二）实践训练题

1. 运用鉴赏自然美的相关知识，对一处自然景观进行欣赏，并写出感想。
2. 讨论 根据你的理解，谈谈自然美对你的个人修养所产生的作用。

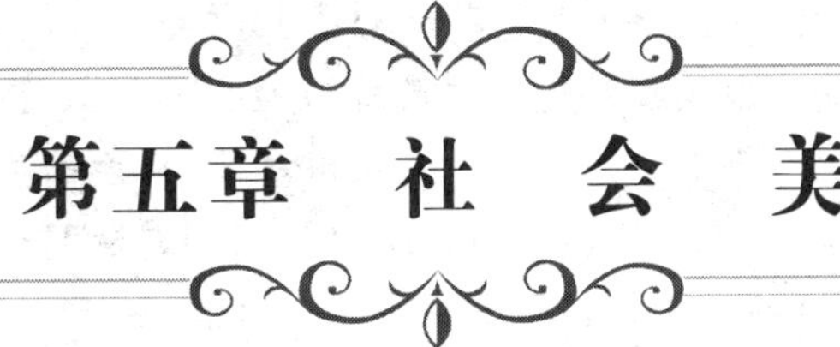

第五章　社　会　美

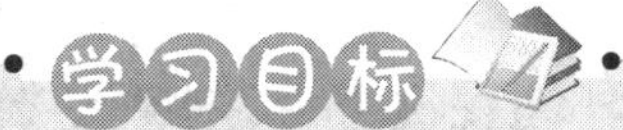

1. 掌握社会美的分类和内容。
2. 熟悉社会美的特征和审美功能。
3. 了解社会美的产生与发展。

社会美是指社会生活的美，它普遍存在于社会的各个领域，常表现为对人在社会实践中的品德、智慧、性格、才能等的积极肯定。社会美来源于人类社会实践，其内容极为丰富，主要包括生产斗争、阶级斗争和科学实验。人的美、劳动产品的美、劳动环境和生活环境的美是丰富多彩的社会美的具体体现，而人的美则是社会美的核心。可以说，在美的形态中，社会美具有重要的意义，它是美的最直接、最深广、最常见的形态。

第一节　认知社会美

一、社会美的产生与发展

(一) 生产劳动创造了社会美

1. 社会美是社会实践的最直接表现　社会美与自然美一样，都根源于人类的社会实践活动，是社会实践的最直接表现。一方面，人们按照美的规律把自由创造的本质力量，凝结在生产活动中，表现在创造性的劳动中；另一方面，人类又把自由创造的本质力量，对象化到劳动产品中，创造出了美的物质产品和精神产品。

2. 社会美源于社会生产劳动　生产劳动是人类最基本的实践活动，是人类向自然索取物质生活资料的过程。在这漫长的过程中，人类对自然的认识由浅入深、由低级向高级发展，创造力也在不断提高，并在对象中愈加形象地显示了人的本质力量，于是社会美便随之产生了。如精心打磨的石器、串联在一起的兽骨、兽牙的装饰品等，都是原始人充分发挥自己的自由想象力，较自觉、娴熟地运用形式美的法则，创造出的丰富多样的美的事物。

3. 社会美审美水平不断提高　随着生产力水平的提高，直接体现人的本质力量的审美对象不断出现，而且对审美的要求也越来越高。如各种宫殿、城邑、陵墓、寺庙、桥梁、古塔、石窟等建筑都充满着永恒的美，虽然有的已荡然无存，有的只剩下一些残垣断壁，但从历史的记载中，仍然能够感受到它们那金碧辉煌、无与伦比的气势，能够体会到人类对美的创造的不懈努力和探求。

建于明清时期的北京故宫(图 5-1)，是目前世界上最大的木构建筑群，也是现存最大、最完整的宫殿建筑群，是我国古代宫殿建筑中最辉煌的代表。故宫占地 723600 平方米，大小院落 90 多座，房屋 980 座，严格按“前朝后市，左祖右社”的帝都营建原则建造。中轴对称的建筑布局突显了皇帝的权威与尊严；“五门三殿”(天安门、端门、午门、太和门、神武门、乾清宫、中和殿、保和殿)给人门阙深深、宫殿重重、深不可测的庄严神秘之感。故宫作为封建时代政治性的建筑，既是物质产品，又是精神产品。作为物质产品，它是劳动者的血汗创造出来的精美杰作，凝聚着劳动者的智慧、灵巧和力量，体现了劳动者对美的理解，是劳动者本质力量的体现，是劳动创造的象征；作为精神产品，它体现了统治阶级的意志，是封建帝王至高无上的象征。

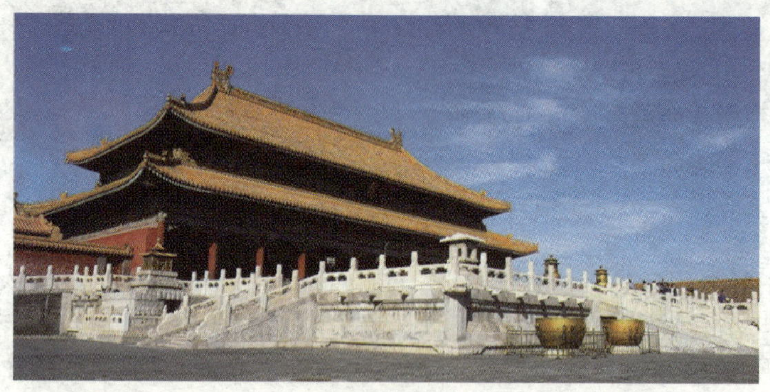

图 5-1 北京故宫——太和殿

故宫整个建筑群大致分为前朝(外朝)和后寝(内廷)两部分，前朝的三大殿是城中的主体建筑，太和殿是皇帝施政的地方。在整个建筑群中最高大，殿内布局处处彰显出“真龙天子”的寓意，直接地表现出了皇帝的至尊。

在私有制条件下，劳动者的自由创造才能受到了压抑和摧残，出现了异化劳动，劳动者由热爱劳动转而变成憎恶劳动，但这并不能泯灭劳动者智慧的光辉，一砖一瓦、每种色彩的调配，到处都闪烁着劳动人民伟大的智慧火花，表现了人的社会实践的美和人自身主体性的美。今天，人的个性得到了全面的解放，自由创造的本质力量得到了前所未有的发挥，人们创造的美则更加丰富多彩。无论是鳞次栉比的高楼大厦，宽阔坦荡的高速公路，还是琳琅满目的商品，遨游太空的飞船等都以不同的形式美化着人的生活，具有强烈的美的感人力量。

(二) 阶级斗争丰富了社会美

在阶级社会中，阶级斗争是推动历史前进的重要动力之一。劳动人民为实现人类美好的理想而进行的阶级斗争和社会变革，从美学意义上讲，是社会领域里美与丑的斗争，体现了人类创造美、发展美的伟大力量。

明朝末年，饥寒交迫的农民不堪忍受统治阶级的残酷压榨，在李自成的领导下，高举起义大旗,给明朝统治者以沉重的打击。李自成提出"均田免粮",所到之处,开仓放粮,赈济饥民,得到广大农民的热烈拥护。在我国两千多年封建社会的漫长岁月中,正是由于广大人民群众向封建地主阶级展开的一次次的英勇斗争,从根本上动摇了封建统治的基础,推动了历史的发展,展现了他们自由自觉的创造力量,这是社会美最鲜明的体现。

剥削阶级在不同的历史阶段,其地位与作用也不同。当旧的生产关系严重地阻碍生产力发展时,处于上升阶段的剥削阶级作为一支新兴的政治力量与人民群众的利益具有某种一致性,此时,其与统治阶级的斗争生活同人的自由自觉的本质力量的发展相一致,所以是美的。但是剥削阶级的生活必然地、历史地包含着丑的因素,如腐化奢侈、压迫人民等。

总之,阶级斗争的实践丰富、发展、提高了人的本质力量,人的行为也越来越自觉地符合社会发展的理想和规律,所以阶级斗争是阶级社会中发展美、创造美的一种伟大动力。在斗争中,美不断地、必然地战胜丑,这是历史的必然,是任何力量也无法阻挡的趋势。

(三) 科学实验充实了社会美

科学实验活动是人类认识世界、改造世界的重要方面,是建设物质文明和精神文明的基础。从随机中确定成果,从偶然中找到必然,从模糊中出现光明,是科学实验的实际表现。人类通过科学实验活动,不断地探究隐伏在社会和自然领域深层的种种奥秘,改变了人类对世界原有的认识。

东汉科学家张衡发明了"浑天仪"、"候风仪"、"地动仪",解释了天体的形成及其运行规律,准确地测定了风向和地震发生的日期、方位,对奥秘无穷的大自然作出了较为科学的解释。此外,电的发明和应用,万有引力和相对论的提出,镭元素的发现,麻醉剂的使用,对宇宙的观测、对人类起源的探究以及现今对未来社会的发展所做的种种科学研究等,都是人类在科学实验方面取得的成绩及其在社会实践中的应用。

科学实验揭示了自然发展的规律,促进了生产力的发展,增强了人类改造自然、改造社会的能力,因此科学实验既是美的活动,又是美的创造,是人类发展美、创造美必不可少的活动。

综上所述,社会美的产生发展,与人类历史进程相伴随,经历了漫长的岁月。它是劳动实践的产物,是人类在改造自然的历史进程中,逐步把合规律性与合目的性有机统一起来的自由创造的结果。社会实践愈丰富、愈发展,社会美就愈丰富、愈发展。

二、社会美的分类和内容

(一) 劳动美

劳动美是人们在生产劳动中形成和表现出的美,是社会美的基础,它是人的自由、自觉的创造活动以及才能、智慧、品格、意志等本质力量最直接、最集中的体现(图 5-2)。马克思主义认为,劳动创造了美。自由劳动本身就是美的,尽管进入阶级社会后,劳动被异化,变成了一种强制的、被动的劳动,劳动已不能体现人的自由创造的特性,造成了劳动与审美的对立。但这一切都不能掩盖劳动创造美这一亘古不变的事实。

1. 劳动主体的美 在人类进化的漫长阶段,劳动促进了人手的形成、语言的产生和直立行走,在从猿到人的转变中,劳动起了关键性的作用,因此劳动创造了人本身。在劳动的过程中,作为审美主体的劳动者,在创造社会物质财富的同时,不断地将自身的情感、意志等本质力量外化到劳动产品中,使之趋于精细化,更富有艺术感和形象感,于是精神产品随之

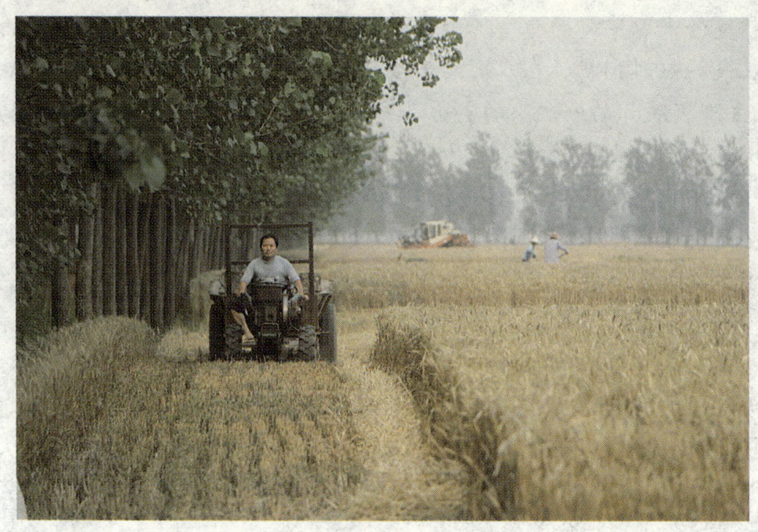

图 5-2 丰收

劳动是美的。千里麦浪意味着收获；现代化的农机是文明的标志；收割的农民正在体验丰收的愉悦。整个画面处处洋溢着幸福，跳跃着美的音符。

产生，社会生活更加丰富多彩。

2. 劳动成果的美 劳动成果的美是人的创造力、智慧和力量的物化形态，是实用和美的结合，主要包括劳动工具、劳动产品。

(1)劳动工具的美：在原始社会，生产力水平极低，人类在征服自然、改造社会的斗争中，面对日趋扩大的生活范围和越来越多的敌害，他们便有目的地将自然物体改变其形状制造成工具，这是他们所能理解的第一个美的对象。虽然很粗糙，但却是极美、极珍贵的。在后来的生产发展中，劳动工具发生了深刻的变化，由石器发展到青铜器、铁器，乃至今天的现代化工具。生产工具上的每一个新变化、新进展、新突破都凝聚着人的智慧和才能，显示了人的本质力量。同时，还体现了当时人们的技术水平和审美要求，即实用与美的统一。所以内在的使用价值和外在形式上的和谐统一，是劳动工具美的实质所在。

(2)劳动产品的美：①劳动产品是人类生产劳动的产物，是人类智慧和才能的结晶。原始人为了满足自身的物质生活资料的需求，创造了原始农业和原始畜牧业。最古老的农作物有：玉米、马铃薯、小麦、水稻、棉花。最早被驯化的家畜家禽有狗、山羊、马、牛、猪、驴、鸡等。②人类通过劳动，在创造较为丰富的劳动产品的同时，不断地美化生活、美化自己，如各种装饰品。随着生产的发展，劳动产品日益丰富，如机器的发明、化学元素的发现、宇宙飞船的制造等(图 5-3)。③人类对美的追求也愈加强烈，对劳动产品的制造和生产，在实用的基础上，更多地考虑到了美的因素和审美价值的体现。如产品的造型、质料、色彩等，甚至有些产品主要是为了审美，或者完全是为了审美，如壁画、唐三彩、剪纸等。④在科学技术飞速发展的今天，各行各业的劳动领域中，人们都在按照美的规律进行劳动创造，以美的劳动产品不断满足自身物质文明和精神文明的需求。

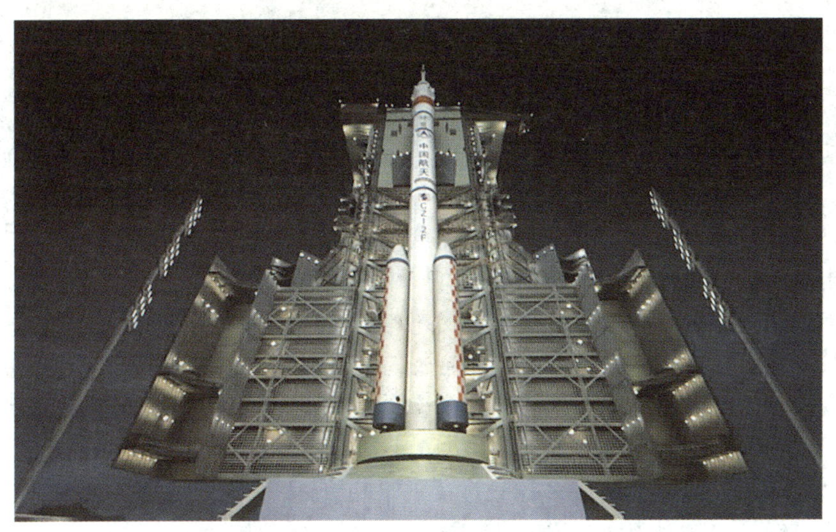

图 5-3 神州七号载人飞船

2008 年 9 月 25 日中国航天员第一次把中国人的足迹印在茫茫太空之中，成就了中华民族的又一次飞天之旅，标志着中国航天事业的又一个全新的开始。

(二) 生活美

1. 社会斗争的美 当生产关系严重阻碍生产力的发展时，便会产生社会变革。被压迫者的反抗斗争是人类历史上最美好的斗争生活。大泽乡农民起义的风暴摧毁了秦王朝的残酷统治，揭开了中国历史上农民起义的序幕。此后，绿林赤眉起义、黄巾起义、黄巢起义、李自成领导的起义，等等，都动摇了封建帝王的统治，加速了封建王朝的灭亡，推动了人类社会的发展。在人类社会发展的历史上，无产阶级革命比历史上任何斗争生活都更加美好，它意味着全世界被压迫者和一切无产者将通过这样的斗争砸碎套在身上的枷锁，而成为生活的主人。劳动人民所进行的阶级斗争和革命实践活动是社会美极其重要的组成部分，是真正的美。

反抗外来侵略的斗争是人类历史上的一种特殊斗争，被侵略、被奴役的劳动人民，为了祖国的独立和民族的尊严，奋起反抗、抵御入侵者，在强敌面前表现出了崇高的爱国主义精神和大义凛然的民族英雄主义气概。中国的抗日战争、朝鲜的抗美战争、前苏联、波兰等国的抗德战争、海地独立战争等都家喻户晓、妇孺皆知。在历次反侵略战争中涌现的民族英雄不可尽数，如中国历史上的抗金名将岳飞，民族英雄戚继光等，表现出了不畏强暴、顶天立地的英雄气概和民族精神。所以为自由而斗争的生活是最美的。

2. 日常生活的美 日常生活从外在形式上表现得较为平静，斗争的痕迹都已经历史地隐没在轻松、愉悦、舒缓的环境氛围之中。这种生活是人类理想、实践、斗争的对象化，人们直接感受到的是社会理想业已实现的成果。同时，广大劳动群众正在为实现更美好的理想进行着新的创造，以丰富社会美的内容。

(1)美的日常生活：日常生活美的创造渗透在衣、食、住、行、游各个方面。如服装的面料在不断更新，款式越加多样；饮食上，人们更加注意原料的精选，色、香、味、营养的调配，餐桌的丰盛，器皿的讲究。出行方面，人们在不断地创造开通陆、海、空三方面的交通，使之构成现代交通网络，以更好地为自己服务。旅游使人们开阔了眼界、增长了知识、磨炼了意志，同时也增进了各民族之间的相互了解和友谊，促进了彼此的合作与交流。

(2)美的社会风尚：在日常的生活、工作、学习中，在共同的事业和理想的基础上，人们结合为一个团结友爱的群体，彼此尊重、互相帮助、诚恳相待，创造了和谐的环境、良好的风尚，并以饱满的精神和愉快的心情投入到劳动创造之中，充分地发挥着自己的聪明才智。

(3)美的环境：在现实生活中，大到城市规划，小到居室布置，都体现了人对环境美的要求。就城市美的创造和欣赏来看，人们不仅只着眼于单幢建筑和建筑群组的结合，而是更着眼于与自然的结合。上海外滩的美就不仅仅是那几十幢西方风格的建筑带，还有黄浦江和外滩大道敞开式的绿化空间。外滩建筑空间的展现，融会于宽阔的江水流动、林荫和花团锦簇之中。现代化的城市建设不再是拥挤的建筑、狭窄的街道，而是把城市与大自然紧密地联系在一起，那大面积的草地、姿态各异的树木、人造喷泉的构建等都为城市增添了优美、恬静、闲适的意味(图 5-4)。因此许多风景优美的城市，除了其形式各异的高楼建筑外，更多的则是利用自然景观来创造城市的美。

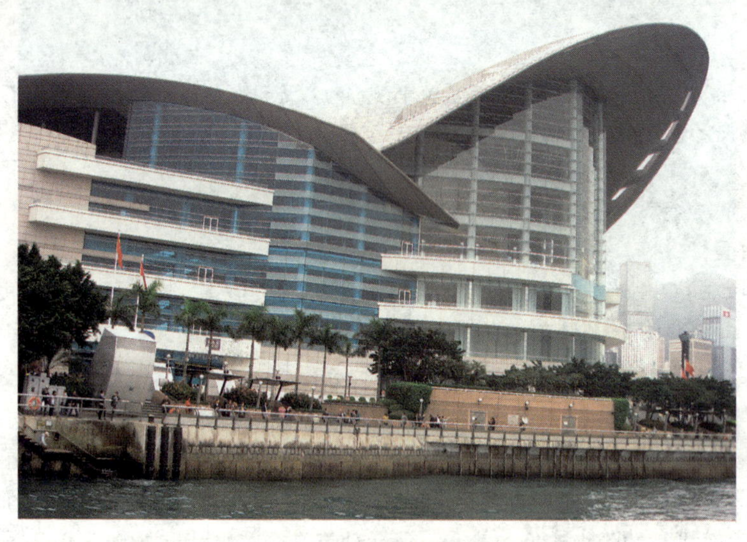

图 5-4 现代化都市

现代化都市不再是各式建筑物的堆积，而是具有良好的居住和空间环境、人文社会环境、生态与自然环境和清洁高效的生产环境的居住地。

总之，人们在利用自己的劳动创造着美的城市、美的村庄、美的校园、美的住宅，使自己赖以生活的物质环境更舒适、洁净、美好。

(三) 人的美

社会美的核心是人的美，也就是富于创造的劳动主体的美。人的美包括外在美和内在美。外在美表现在骨骼、肌肉、体形等方面；内在美表现在人的道德、情感、才识、性格等方面。人的美是人的内在美与外在美的有机统一，是人的内在品质通过外在形式表现出来的内外结合的整体美，是人在社会实践中主体精神的显现，是社会美的集中体现。

1. 人的外在美 是指通过人的相貌、体态、语言、行为等外观形态表现出来的美，是人的美的基础。人的外在美特征：①易见性：即可以通过人的视觉直接感受到一个人的体形、容貌、行为、语言、风度等，会给人留下最初步的印象；②肤浅性：外在美不具有深刻性，因而易被人发现，也易被人遗忘；③短暂性：人的外在美会随着时光的流逝、人的情绪和生存环境等因素的变化而发生变化。其内容包括：人体美、语言美、行为美等。

(1)人体美：人体是最大众化、最光彩也是最圣洁的审美对象之一。人体的自然性因素是人体美的基础。人的体形是那么富于造型美，姿态那么优美："'自然'中任何东西都比不上人体更有性格。"人类历史上对于人体美的研究长盛不衰，并涌现出众多美丽、丰满、充满活力的以人体为题材的艺术作品。

《执矛者》是古希腊著名的雕塑家波利克里托斯的作品。雕塑塑造的是一个体格健壮充满朝气的青年战士形象。他肌肉发达，左手执矛，躯干左倾，头向右转，全身近似一个优美的"S"形，给人以欲动非动的感觉，充分体现了古希腊人对英勇战士的崇敬之情(图 5-5)。我国先秦时期即有对女性形体美的描述，宋玉的《登徒子好色赋》中如是描写邻家女孩："增之一分则太长，减之一分则太短"、"眉如翠羽，肌如白雪"。

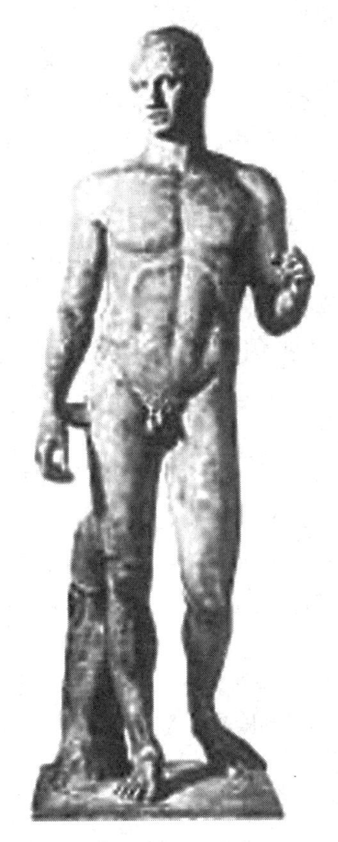

图 5-5 执矛者

《执矛者》是古希腊著名雕塑家波利克里托斯的作品。波利克里托斯在人体结构方面的研究非常深入，提出了头与身长比为 1∶7 的最美的人体结构原则。据说，这尊《执矛者》就是作者为了支持这个比例原则而作。

人体美既属于自然美的范畴，又属于社会美的范畴；既是人体在正常状态下的形体结构、生理功能和心理过程的协调统一之美，又是充分体现人类蓬勃向上生命活力的动态之美。五官端正，结构匀称，比例协调，肌肉发达，体魄强健是人体美的自然基础。

(2)语言美：语言是人类最重要的交际工具，是一个国家、民族和个体文化素养、文明程度的真实写照。语言美是指书面或口头表达的语言具有合乎审美规律、产生审美效果的属性,包括用词造句美和谈吐方式美。日常生活中,人们用语言表达情感、交流思想、协调关系、建立友谊等;文人墨客则用优美的词句诠释社会、描画理想、解读生活。

中华民族创造并使用的汉语言,是世界上最优美的语言之一。它有无数千古流传的诗词歌赋,妙趣横生的俗语、歇后语,有言简意赅的成语故事,还有扣人心弦的名著小说……这些文化瑰宝处处体现了语言美的精粹,即生动、形象、优美。如"小荷才露尖尖角,早有蜻蜓立上头",展示了明媚的初夏风光,自然朴实,真切感人。荷叶初成之时,其形尖尖,故有"小荷"之说、"尖尖角"之描述准确、形象。加之"立于其上"的蜻蜓,构成了"小池、荷叶、蜻蜓"动静相宜的一幅美丽画卷,即便是酷热难当的夏日也能带给读者丝丝清凉。

语言美的要素:①如前苏联作家高尔基所说:"作为一种感人的力量,语言的真正美,产生于言辞的准确、明晰和动听";②和气、文雅、谦逊、诚恳是语言美的尺度与标志;③语言美应具有语言的艺术性,即通过对语言的艺术性加工,能深入浅出地将深奥的道理简单化、枯燥的言词生动化,使语句更加规范生动、富有逻辑性。

(3)行为美:是指人在各种社会实践活动中通过所作所为而表现出来的美。行为美从大节上看,就是爱国爱民,为了国家、民族的利益,为了革命事业,为了真理和正义生命不息、奋斗不止的行为;从小节上看,就是在日常交往中,平等待人,懂得感恩,自强不息,在社会生活中遵守规则、维护公德,爱岗敬业,团结友爱,做一个真正有益于国家和人民的人。雷锋同志就是积日常生活的行为美而成全国人民之楷模,甚至是世界人民的楷模。他善良、可亲可近,处处想着别人,对周围的同志,特别是老人、小孩、妇女、病残者倾注了他全部爱心。在他身上散发着人性最迷人的光芒,这是雷锋精神超越国界的真正原因。

2. 人的内在美 即心灵美,是指人的内心世界的美,是人的思想、品德、情操、性格等内在素质的具体体现。它包括人生观、理想、行为毅力、道德情操、文化修养等。正确的人生观,高尚的道德情操,渊博的学识和修养是构成内在美的主要因素。内在美反映了人的本质,是人的主导美,是美的精华,是真、善、美和知、意、情的统一,集中体现了社会文明对人的思想、感情、意志的要求。

(1)道德美:是内在美的核心。道德是调整人和人之间、人与社会之间行为规范的总和,是一种社会意识形态,往往代表着社会的正面价值取向。善良是道德美的核心。孔子提出"里仁为美",墨子认为"务善则美",孟子认为"充实善信"是美德之人。可见,只有善的、诚实的、有学问的人,心灵才是美的。凡是符合广大人民利益,能推动社会进步与发展的行为都是善的,也就是美,反之,即是恶的,也就是丑的。

道德美还表现在美好的人生理想和崇高的奋斗目标上。一个人有了美好的理想和崇高的奋斗目标,才会表现出百折不挠、勇往直前的精神风貌,显示出人特有的生机活力和人的本质力量。

2003年3月25日凌晨,47岁的叶欣——广东省中医院急诊科护士长永远地闭上了她那美丽的双眼。在抗击非典型肺炎的战场上,叶欣高扬白求恩精神的旗帜,无私无畏,冲锋在前,用生命谱写了救死扶伤的壮丽诗篇。在二十多年的护理生涯中,无论是现场急救跳楼的垂危民工,还是带头护理艾滋病吸毒者,还是冒死抢救非典型肺炎患者,叶欣从未"瞻前顾后,自虑吉凶"。她用生命书写了中国大医之"精诚"。"这里危险,让我来吧!"是叶欣护士长留下的令人震撼的一句话。正是有了这样的白衣战士,非典型肺炎蔓延的势头才得以遏制,人民群众才得以安享宁静的生活。

一个民族，一个国家，如果没有高尚的品格和令人振奋的民族精神，那么她就不可能自立于世界民族之林。自古以来，中华民族传统美德就深深熔铸在以爱国主义为核心的团结统一、勤劳勇敢、热爱和平、不屈不挠、自强不息的伟大民族精神之中。

(2)智慧美：是指才能和学识的美，是指一个人具有高度的文化素养、知识才能和聪明智慧。随着知识经济的发展，人们的审美观念迅速地发生了变化，知识的审美价值也日显突出。“知识就是力量”，拥有知识的人，也就成为重要的审美对象。知识是人类智慧的结晶，它可以丰富人的内心世界，拓展人的视野，启迪人的思维，陶冶人的情操，使人变得聪明睿智，有教养、有理智。荀子曰：“君子之学，以美其身。”有了学问，才使人更美。

才能是指人类认识世界和改造世界的能力，是各种技艺与能力的总和。在社会实践中，才能是人类生存发展的基本条件，也是人类自由、自觉认识美、发现美、创造美的有力保障。作为一名优秀的护士，光有良好的道德品质，救死扶伤的精神是远远不够的。她还需要有精湛的护理技能、广博的护理知识、敏捷的应变思维。已故南丁格尔奖获得者王琇瑛老师，曾获得燕京大学理科学士学位、哥伦比亚大学理科硕士学位，创办护校，自编教材，培训战地护士长等，充分展示了一个优秀护士广博的知识和精湛的技能。

在科学技术迅速发展的今天，国家之间的竞争已经演变成一场全球性的知识较量，是知识总量、人才素质和科技实力的较量。因此博学多闻、聪慧能干、富有修养的人，为人们所尊敬和仰慕。作为现代护士，不仅要培养正确的人生观和高尚的道德品质，还要有开拓精神和创造性的思维能力，既能正确地认识世界，又有按照事物发展规律和美的规律去改造世界的智慧，这样内在的美才会更加充实、更加完整。

(3)情感美：情感是人们对客观世界各个方面的情绪体验，也就是喜、怒、哀、乐的表现，是人的心理特征的重要组成部分，具有普遍的社会属性。情感美是指人的情感的纯洁、真挚等审美属性，是一个人所具有的健康、纯洁、高尚的肯定性情感。

情感美是在快感与实用感的基础上升华而形成的，它是摆脱了各种狭隘的生理需要和实用需要的一种人类高级的情感形态。在个人与国家的关系上，表现为热爱祖国、忠于祖国、建设祖国、保卫祖国，为了祖国的繁荣富强不惜牺牲个人的一切；在工作中表现为严肃认真、兢兢业业、一丝不苟的工作态度；在人际交往中表现为关心社会、关心他人、团结友爱、乐于助人、谦虚谨慎、豁达大度的精神。雷锋是个情感丰富的人，他的座右铭是：“对待同志要像春天般的温暖，对待工作要像夏天一样火热，对待个人主义要像秋风扫落叶一样，对待敌人要像严冬一样残酷无情。”他真正做到了“有所恨，有所怒，有所爱，有所为。”

美的情感可以升华为美德，它的形成必须经过长期的社会实践锻炼和高度的个人修养方能实现。人们要想有美的情感，就要培养自己的思想品质，加强道德修养，提高审美能力，丰富文化知识，以形成健康、纯洁、高尚的情感美。

3. 人的内在美与外在美的关系 与外在美相比，人的内在美是决定人“美”、“丑”的标尺，能给人以持久的美感，具有宝贵的社会价值，如《巴黎圣母院》中的卡西莫多，在“丑陋”的外表下，却表现出美丽的心灵(图 5-6)。人的内在美不像人的外在生理特征那样易于消失，其持久性源于人的品德的相对稳定性。

歌德说：“外貌只能取悦于一时，内心美才能经久不衰。”一个人的思想、行为愈有利于社会和他人，就愈高尚、愈美，个人存在的社会价值就愈大。爱因斯坦在生活中经常提醒自己，“人只有献身于社会，才能找出那实际上是短暂而有风险的生命意义。”爱因斯坦正是用他的一生履行着自己的诺言，为人类社会作出了巨大贡献。

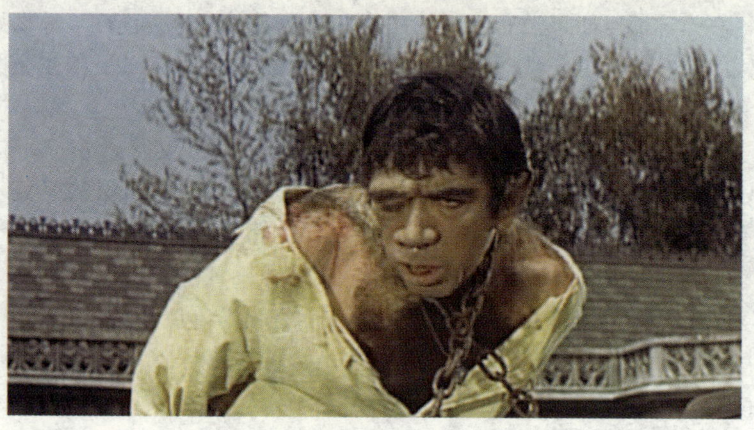

图 5-6 《巴黎圣母院》——卡西莫多

卡西莫多是雨果在《巴黎圣母院》里塑造的一个“丑八怪”形象。在“丑人”卡西莫多身上，被赋予了一种特殊的“美丽”，表现了一种隐含的内在美。卡西莫多勇敢地从封建教会的“虎口”中救出了美丽的艾斯米拉达，用“圣殿避难”的方法保住了姑娘的性命。卡西莫多的外貌是丑陋的，他的内心却是高尚的。

第二节 体味社会美

一、社会美的特征

（一）社会美的社会实践性

社会美根源于社会实践，是社会实践最直接的存在和表现形式。人类在改造自然、探寻自然界中客观规律的同时，对人类社会本身产生发展的规律性也有了科学的理解。人们按照社会规律和人类自由创造的本质力量，创建了形态各异的社会美、收获并欣赏社会美，以满足人们的物质文明和精神文明的需要。

美好的社会理想，只是构成社会生活中美的一个主观条件，而理想的实现则必须经过合规律性、合目的性的艰苦的社会实践，使之转化为客观的生活形象，进而创造出社会生活的美。这就是说，理想根源于实践，还要接受实践的检验，使之在实践中表现出来，成为一种富有生命力的形象。

新中国的诞生是中国无产阶级在总结历史的基础上，结合自身受压迫、被剥削的生活现实，勾画出了一个自由、光明、当家做主人的美好的社会理想，并为理想的实现进行了长达几十年的艰苦实践。无数革命先烈为理想、为更美好的生活献出了宝贵的生命，却托起了一个繁荣昌盛的新中国，今天的幸福生活就是这一社会实践的必然结果。

（二）社会美侧重于内容

社会美重在内容，主要表现在事物的内容上体现出来的美和劳动主体内心世界的美。在社会生活中，有些事物外观上并不美，但因蕴涵了人的美好品德和精神，体现了人的本质力量，而具有审美价值，成为美的事物被收藏、展出，甚至世代传诵。

雷锋的千层底的袜子，就袜子的外观看，补丁摞补丁，已经无美可言。可是，这双不起眼的袜子却“走”遍了祖国的大江南北，是雷锋生前生活的真实写照，是我们大力提倡的朴素美的好教材，特别是在当今的社会生活中有着极其重要的意义，因此它是美的（图5-7）。这就深刻地说明，生活中有些事物的美不是由其外形决定的，而是取决于它所蕴涵的社会意义。

人的美是社会美的极致，在人的外在美和内在美这两个方面，社会美更注重人的内在美。人的美好品质是在实践中形成并在实践中表现出来，否则，它就无法转化为具体的感性形式而被人所感知。在人类社会发展的历史上，无数革命先烈用他们的生命谱写了一曲曲壮丽的诗歌。当夏明翰挥笔疾书“砍头不要紧，只要主义真，杀了夏明翰，自有后来人”时，他那种大无畏的无产阶级革命气概，崇高的人格，是何等的壮美。张海迪虽然高度截瘫，但是丰富的知识赋予了她智慧的翅膀，坚强的意志使她奋发进取，高尚的情感让她对人生充满了美好的憧憬。所以心灵美是社会美的最高表现形式，是人类进步的标志。

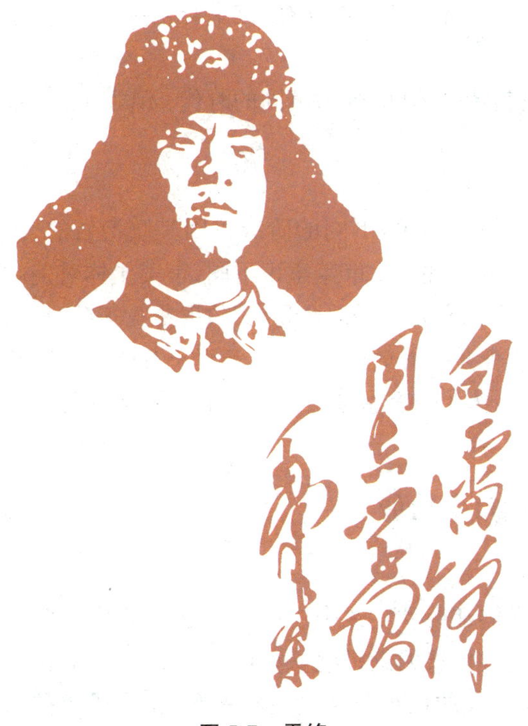

图 5-7 雷锋

雷锋同志是中国家喻户晓的全心全意为人民服务的楷模、共产主义战士；他作为一名普通的中国人民解放军战士，在他短暂的一生中助人无数。毛泽东主席于 1963 年 3 月 5 日亲笔为他题词“向雷锋同志学习”，并把 3 月 5 日定为学雷锋纪念日。

（三）社会美的功利性

社会美的功利性是指对社会有益、有利、有用的特性。从美学角度看，任何物品均应实用价值先于审美价值。一件劳动产品，首先要对人有益、有用，然后才有可能成为审美对象，才具有审美意义。一件电器的美取决于两方面的内容：一是外观美：优雅的造型、精巧的结构、和谐的色彩、适宜的高度；二是实用价值：良好的技术性能、较高的安全系数、合理的操作系统、较长的使用时间等，而决定它是否能够成为审美对象的主要因素则是其实用价值。可见,劳动产品如果不具备实用性特质,那么就不可能是美的。

社会美的功利性,不仅表现在实用与审美的结合,更注重使人在精神上、情感上体验积极的情绪。过去的服装款式及色彩单一,如今服装生产发生了翻天覆地的变化,人们对服装的要求不只限于保暖和凉爽,而是对款式、色泽融入了更多、更高的审美要求,努力创造出实用、方便、美观的劳动产品。

(四) 社会美的时代性和民族性

社会美是历史的、时代的产物,与一定时代、一个民族的政治理想、道德观念直接相关,并随之发展变化,因而带有鲜明的时代性和民族性。社会美的任何一项内容,无论是生产劳动的美,还是阶级斗争的美,抑或是科学文教活动的美、人际关系的美、服饰的美,等等,都直接与当时的社会生活、生产条件、科技水平、社会制度、时代风貌、民族习惯直接相关。

我国西周时代,女性以身材高大、壮实有力、体态丰腴为美;明清时代,女性则“以弱为美”,细手、细颈、细腰、“三寸金莲”,而在今天看来,却完全是一种病态身躯。我国是个多民族的国家,各族人民对服饰美的理解各不相同。瑶族的服装绣有彩色的图案,色泽强烈;维吾尔族妇女的服装色彩艳丽,样式富于变化;彝族则喜欢穿黑色衣服,黑中衬托一些红色,显得很有生气。

可见,社会美中蕴涵着鲜明的时代气息、民族特征,其内容与不同的时代、不同的民族是密切相关的。

(五) 社会美的阶级性

社会美是人的社会存在的对象化,因此在阶级社会中,不同的阶级可因其政治目的、经济地位、社会利益、思想感情不同,导致审美态度、审美情趣、审美意识不同,审美主体对美的评价标准不同。农民阶级以在劳动中表现出的健壮为美,而“王孙贵族”们则赞美那种“纤手细足”的社交美人;同样,劳动人民认为资产阶级奢侈浪费的生活不美,而资产阶级亦不把勤劳、俭朴当作审美的标准。所以由于阶级的对立,人们在欣赏社会美时,不免要把本阶级的立场、观点、伦理态度渗透其中,来判别事物的美丑。

二、社会美的审美功能

(一) 社会美可满足人的物质与精神需求

社会美是人类社会实践活动的直接体现,人们在劳动实践中不但可以获得实用的产品,而且还可在精神上产生愉悦感,在心理上得到一种创造的满足感。如优异的学习成绩、试验成功、作品发表、发明被认可等。这都是社会美对人的精神产生的巨大影响,给人带来的精神享受。

(二) 社会美能提高人的文明层次

人类的生产劳动是社会美的重要内容,它不仅创造出了无比丰富的物质财富,而且为加强精神文明建设奠定了雄厚物质基础。火的运用、工具的生产、原始农业、畜牧业的发展,大大推动了人类文明的进程。随着物质资料生产的发展,人们对精神财富的需求越来越迫切。人们摒弃了那些低级趣味的娱乐活动,不断开辟新的、更加有意义的精神生活空间。人们开始欣赏高雅的音乐,开展健康的运动,以掌握科学知识为荣,并身体力行地去营造良好的社会风尚,推动了人类文明发展的进程,也提高了人自身的文明层次。

(三) 社会美可丰富人的社会实践

人类的生产劳动,丰富了社会美的外延,这些新的劳动产品不断给人以自信、经验,并强烈地激发着人类的创造欲望,鼓舞、激励人们去创造更好、更新、更美的产品,开辟新的实践领域。几十万年以来,人类社会经历了石器、铁器、蒸汽、石油、电子的时代,每一种新型产品的出现,既是人类智慧的结晶,又是对人类才智的启迪,从而不断推出新的、更加实用、美观的产品。科学的发展也是如此,人类走出蒙昧状态后,创造出了文学、哲学、逻辑学、化学、物理学、地质学等,随着科学的进一步发展,人类又开辟出了边缘科学、基因科学、生物科学等,构成了一个纵横交叉的网状结构体系,对美的创造无穷无尽。

三、体味社会美

(一) 感知社会美

在社会实践中,社会美无处不在,不仅反映在劳动产品上,如电脑、电视、项链、服饰等,还反映在人类创造物质文明和精神文明的实践活动本身,即实践活动本身就是社会美的审美对象,是社会美的重要组成部分。

社会美的核心是人的美。"鸟美在羽毛,人美在心灵",心灵美诠释了人美的精髓和实质。作为一名护生,社会美可以通过日常生活和临床学习而获得,尤其是在临床实践环境中,护生不但可以感受到护士端庄的仪表、亲切的话语、严谨的工作作风、精湛娴熟的技艺、和谐的人际关系,还能感受到医务人员救死扶伤,实行革命人道主义的崇高精神。

5·12汶川大地震,广大医护人员不顾个人安危,奋战在抗震救灾的现场,塑造了一个个可歌可泣的白衣天使形象,她们是美的,是应该被整个社会所感知的美(图5-8)。

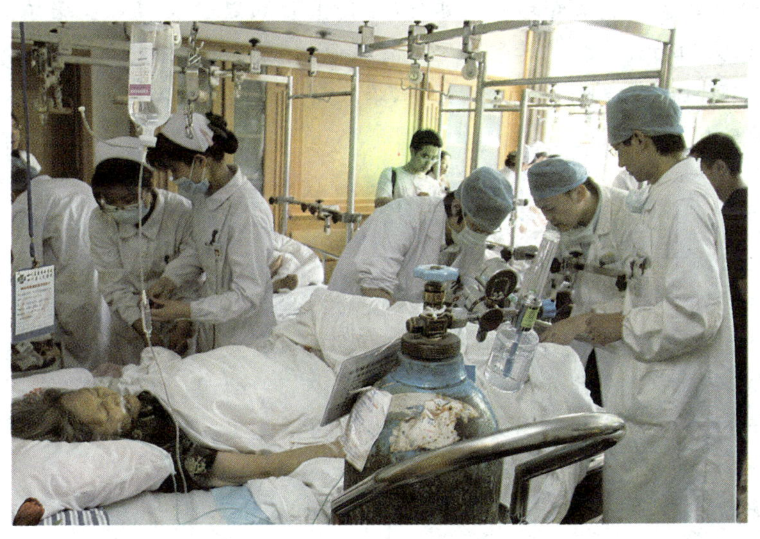

图5-8 医护人员正在救护地震中的伤员

在5·12汶川大地震抗震救灾的战场上,广大医护人员高扬白求恩精神的伟大旗帜,无私无畏,冲锋在前,用爱心谱写了救死扶伤的壮丽篇章。

（二）体验社会美

人类的社会生活是一个由多侧面、多层次、多因素构成的开放系统，这就必然使得社会美具有广泛性与普遍性。自然美重在形式，社会美重在内容。在现实生活中，我们每个人都应该做美好的事情，切切实实地体验社会美带来的快乐。日常的护理工作虽然繁重，但处处可以体验社会美带来的快乐。一次皮肤护理后，患者报以舒心的微笑；"一针见血"后，患者道声"谢谢"；一次危重抢救后患者投来的感激的眼神……所有这些都让护士深刻体会到，作为一名白衣天使是多么的崇高与神圣，此时，她们是快乐的。体验社会美，就是要在生活中做一个高尚的人，做一个有益于人民、有益于社会的人。

（三）想象社会美

想象社会美是深层次地体味社会美，就是对社会生活中的美进行"自由的"而又"合规律的"加工改造并形成新形象的心理过程。

托尔斯泰看到地上一颗被摧残而又顽强生长的牛蒡草，就完成了《哈泽·穆拉特》的构思；牛顿观察到苹果落地的现象就发现了万有引力定律。这并不意味着他们是天才，而是基于生活经验的想象为他们创造新事物插上了翅膀。在现实生活中，每个人都有自由想象的权利。读到周文雍的《绝笔诗》"头可断，肢可折，革命精神不可灭"时，我们可以想象英雄人物面对死亡大义凛然、视死如归的场景，其势气吞山河，其情感天动地。

但是社会美的想象并不意味着天马行空的空想。一个生活在北方的人，才能更深刻地体会"大漠沙如雪，燕山月如钩"的壮丽景象；久居南方的人则更容易领略"雨轻风色暴，梅小春时节"的秀美风光。因此说审美想象又是"合规律的"想象，是以社会生活为基础的想象。

2008 年北京奥运会主体育场——鸟巢（见图 6-13），是这个星球上最有创意的建筑之一，是人类想象力的伟大产物。其形如同孕育生命的"巢"，夜间灯火通明时，整个钢筋结构发出巨大的光芒，就像巢里一个红色的巨蛋，给人以无限遐想的空间；它更像一个摇篮，寄托着人类对未来美好的希望。

四、护理活动中的社会美

（一）护士的美

南丁格尔说过："护士，是没有翅膀的天使，是真、善、美的化身。"称护士为白衣天使，是社会对护士的赞颂，同时也赋予了护士美丽、温柔、善良的职业形象的期望。柏拉图说过："最美的境界是心灵的优美与身体的优美的和谐一致，融成一个整体。"人的美，是人的内在品质通过外在形式表现出来的内外兼修的整体美，其内在美是本质的，而外在美是形式的。

作为一名优秀的护士，在积极追求内在美的同时，也要修饰、创造外在美。①仪表美是护士给患者的第一印象，雪白、整齐、清洁的工作服及鞋帽，能给人以庄重、大方、可信赖、容易接受的感觉。自然、得体、协调的淡妆，可以激发患者对美好生活的向往与追求，营造安宁、舒适的心理氛围，有利于患者的康复。②言行美是做好护理工作的钥匙。语言亲切准确，举止大方得体，能迅速得到患者的配合与信任，提高护理效果。③心灵美是护士美的本质。崇高的理想、良好的心理状态、渊博的知识、正确的人生观等都是护士心灵美的体现。

现代护理学的鼻祖弗洛伦斯·南丁格尔毕业于剑桥大学，谙熟数学，精通英、法、德、意四门语言，除古典文学外，还精通自然科学、历史和哲学，擅长音乐与绘画。从小心地善良的她，经常照顾家中或邻家的患者，甚至是受伤的小动物。当得知英国士兵在克里米亚战场上死亡率高达42%时，她义无反顾地率领38名护士排除万难，历经艰险，来到战地医院开展护理工作。每个夜晚，她都会手执油灯巡视病房，被誉为"提灯女神"。

正如南丁格尔所言，护士是真、善、美的化身。现代护士的美体现在：①日常工作中，具有崇高的专业信仰，健康的心理素质，能够克制情绪与冲动，具有包容心和耐心；②急救时，能做到镇定自若、有条不紊，意志坚韧；③知识上，追求"腹有诗书气自华"，"读史使人明智，读诗使人灵秀，数学使人周密，科学使人深刻，伦理之学使人庄重，逻辑修辞之学使人善辩"；④专业上，有精深的护理知识，超群的护理技能，宽泛的人文视野；⑤品质上，善良正直、诚实慎独、乐观豁达、谦和宽容。这些都是护士美的真实写照。在护理的舞台上，护士每天都在默默奉献中演绎着人生的真谛，以其迷人的魅力，创造着护士美丽的人生。

（二）护理过程的美

护理活动是劳动的一种特殊方式，劳动中表现出的社会美在护理活动中亦然有淋漓尽致的表现。护理过程本身就是个施美的过程。无论是日常的护理工作，还是急救护理，每个过程中都体现着社会美的内容。工作严谨、端庄大方、技艺精湛的护士体现出了高尚的人格、崇高的职业道德、迷人的个性魅力，是一种精神美；医护的协调、工作的有条不紊、患者的积极配合，体现了组织协调美与人际关系美；宽敞整洁的病房、物品的有序摆放、温馨的色调、轻柔的话语处处洋溢着环境美的因素；护理观察的敏锐是美的；护理技术的精细是美的；手术配合中的迅捷是美的；对患者的关爱也是美的……总之，在护理过程中，社会美无处不在，因为护理过程本身就是有益于人民、有益于社会的实践活动，所以说护理过程是美的。

（三）护理效果的美

护理效果是一种特殊的劳动产品。良好的护理效果必须符合医学科学的客观规律，对患者的病情有利。只有这样才有可能成为美的行为并给予美的评价。护士在护理实践过程中所体现的护理科学的真实性，是对患者的一种实实在在的帮助，常常使身在危难中的患者感受到一种近似母爱般神圣的感觉，让患者领略到护理艺术的美，使患者精神愉悦，有利于疾病的治疗与康复。随着医学模式的发展，护理活动的范围已经由医疗单位延伸到社区及家庭，护理对象从患者扩大到健康人群。因此护理效果也出现了多样化的趋势。其表现形式不仅仅是患者的护理效果，还包括社区、家庭护理效果及健康指导、正常人群的健康教育等。被精心护理后，患者痛苦的减轻、病情的好转，患者的一个微笑、一声道谢、一个表情，患者的康复以及护理对象获得有效的健康指导及维持健康的知识等都是护理效果美的实实在在的表现形式。

由于现代医学科学及护理技术的局限性和患者病情的复杂性，有时医护人员虽然竭尽全力依然不能挽救患者的生命。但是这并不能抹杀护理效果的美。因为正是由于护士精心的护理、人性化的关怀，才使患者能够有尊严地死去，才能在爱与被爱的体验中走向生命的尽头。所以说此时的护理效果依然是美的。

（赵正梅）

(一) 思考题

1. 社会美的审美特征是什么?
2. 简述社会美的分类和内容。
3. 根据你对社会美的理解谈谈你心目中的优秀护士应该是怎样的?

(二) 实践训练题

1. 重看一次电影《巴黎圣母院》,并从“丑与美”的角度写出观后感。
2. 应用社会美的理论知识,自定一个主题进行社会美的考察、鉴赏与实践。

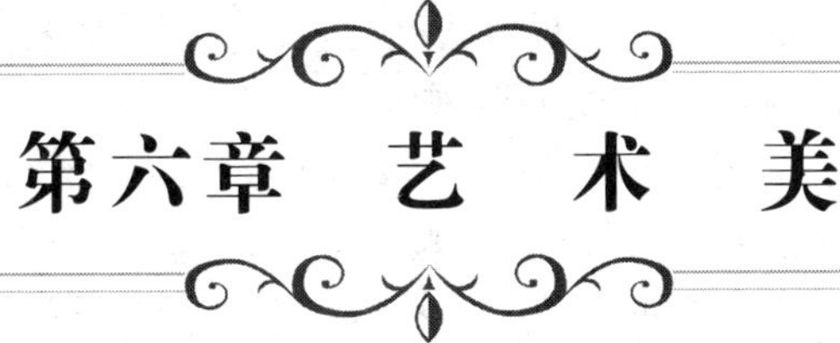

第六章　艺　术　美

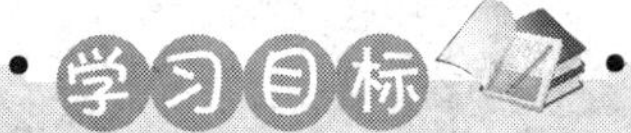

1. 掌握艺术美的特征及审美功能。
2. 熟悉不同形式的艺术美。
3. 了解艺术美的本质。

艺术美是指艺术作品所显现的美，是人的自由的、能动的创造活动在艺术作品中的感性显现。艺术美是人类在改造自然、创造社会美的过程中同时产生的，艺术一经产生，就具有能动的审美教育作用，艺术审美正是人类有意识地进行自我教育的重要手段。本章着重讨论艺术美的本质、特征、审美功能及各类艺术美的欣赏。

第一节　认知艺术美

一、艺术美的本质

(一) 艺术美源于生活

生活是艺术家进行创造的前提和基础，艺术家的创作激情、创作素材都来源于现实生活。正如毛泽东所说：生活是一切艺术取之不尽、用之不竭的源泉。徐悲鸿是当代画马的大师，他曾给一位青年写信说道："学画最好以造化为师，故画马必以马为师，画鸡即以鸡为师，细察其状貌、动作、神态、无扼其要，不尚其细……附寄您几张照片，聊备参考，不必学我，真马较我所画之马，更可师法也。"

从艺术史上看，古今中外的艺术家都很重视生活基础，这是因为：①生活是想象的土壤，没有想象就没有艺术创造；②生活孕育了艺术家的激情。冼星海青年时期在巴黎学音乐，曾写过名为《风》的作品，在巴黎演出时受到人们的称赞。他在一篇文章中回忆《风》的创作过程时说："我写自以为比较成功的作品《风》的时候，正是生活逼得走投无路的时候。我住在一间七层楼上的小破房子里。这间房子门窗都破了。巴黎的天气本来比中国南方冷，那年冬天的那夜又刮起了大风，我没有棉被，睡也睡不成，只得点灯写作。哪知风猛烈吹进，煤油灯(我安不起电灯)吹灭了又吹灭。我伤心极了……一切人生的，祖国的苦、辣、辛、酸、不幸，都汹涌起来，借风述怀，写成了这个作品。"这说明现实生活不仅是艺术创造的基础，同时还激发了艺术家的创作激情和想象，这样才能创作出感人的艺术作品。

（二）艺术美的创造必须借用一定的物质媒介将审美意识物态化

艺术美也就是艺术形象的美，人们只有通过对艺术形象的欣赏，才能感受到艺术作品的美。如绘画艺术运用线条、色彩等手段创造视觉形象（图 6-1）；音乐运用旋律、节奏等手段塑造听觉形象；文学艺术运用语言文字为工具，实现想象中的多维形象；影视则运用镜头的组接构造直观视觉形象。如果不借助于一定的物质媒介，艺术家就无法将自己的审美意识转化为具体的形象，使其获得欣赏的价值。这种审美意识物态化的艺术品，是人类审美意识的集中体现，表现着人的内在心灵的丰富性及人类自由创造的本质力量。艺术美就是透过物的神态表现出人的思想感情。

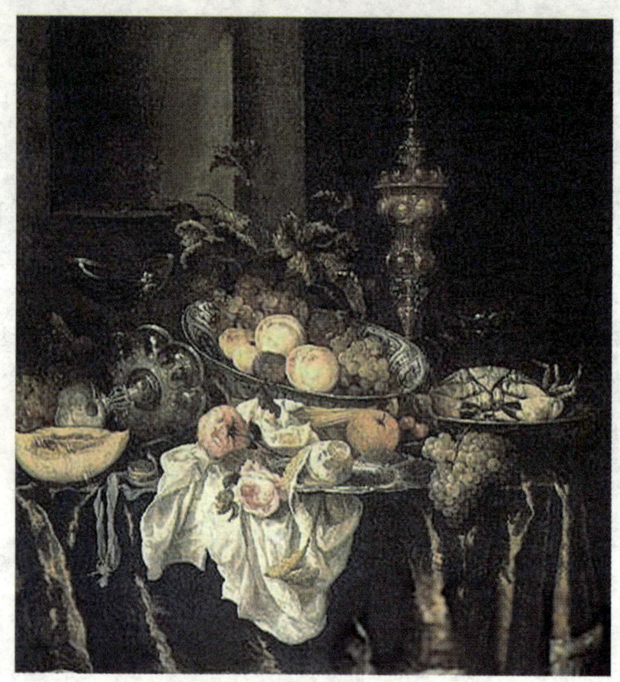

图 6-1 《静物画》（荷兰）

17 世纪荷兰著名的静物画有多幅是描绘玻璃器皿的。经过多年艰苦战斗战胜外敌的荷兰人民，对和平安定的生活有着特殊的珍惜和爱恋的感情。他们把这种感情表现在静物画中：品类繁多的鱼肉、水果，显示了生活的富裕；擦拭得晶莹剔透的玻璃器皿，体现出主人的勤劳；盛满酒和倒下的高脚杯，示意着主人宴饮的欢乐；精美的台布，洋溢着主人对生活的热爱……

艺术家的任务是通过所创造的艺术形象来感动欣赏者，因此艺术家总是将主观情感溶于客观事物之中，物我同一，从而感动欣赏者。郑板桥用“眼中之竹”，到“胸中之竹”，再到“手中之竹”的创作经验，生动而形象地概括了在艺术创作中，客观对象经过艺术构思化为主客观统一的演变过程，在物态化的艺术形象中渗透了艺术家的审美理想和审美情感（图 6-2）。鲁迅曾讲：看一件艺术品，表面上看是一幅画，一座雕像，实际是艺术家人格的表现。由于艺术家的创造，一块顽石在雕塑家手里才有生命。罗丹面对古希腊维纳斯的塑像，发出赞叹。

他认为是艺术家赋予这雕像以生命，抚摸这座雕像的时候，几乎觉得是温暖的。

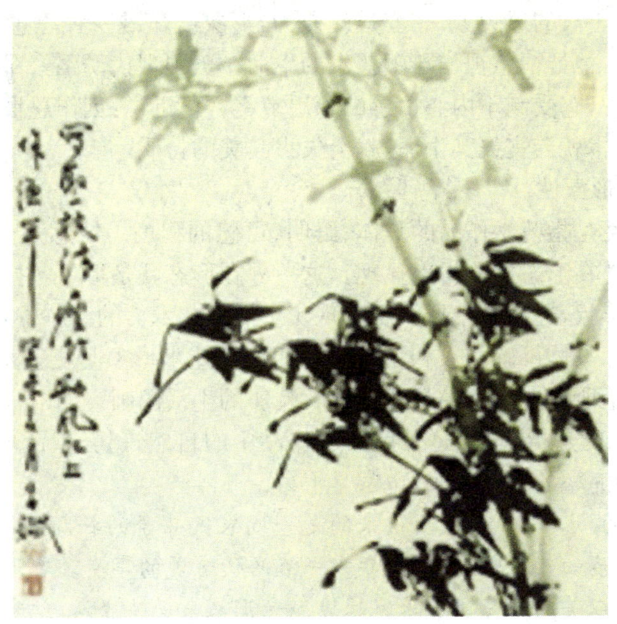

图 6-2 《竹》

我国清代著名画家郑板桥说："江馆清秋，晨起看竹，烟光日影露气，皆浮动于疏枝密叶之间。胸中勃勃，遂有画意。其实胸中之竹，并不是眼中之竹也。因而磨墨展纸，落笔倏作变相，手中之竹又不是胸中之竹也。"

艺术美来源于生活，艺术美的本质特征，简言之为审美意识的物态化。艺术作为供人们欣赏的精神产品，就在于艺术家运用一定的物质材料和艺术手段把审美意识表现出来，构成可以通过感官把握的艺术形象，从而产生出各具特色的审美效果。

二、艺术美的特征

（一）艺术美的情感性

艺术美的情感性是指艺术作品能够感染人、打动人的特性。科学是以理服人，艺术则主要是以情动人。艺术与其他社会意识形态最显著的区别在于它渗透着情感色彩。任何作品如果不含情感因素，就不能打动人心，也不配称为艺术。所以情感是艺术美的基本特征。优秀的艺术作品能使人百感交集，如醉如痴，在人的心灵深处掀起层层感情波澜，这是因为在艺术作品的创作过程中自始至终伴随着艺术家强烈的情感活动。

列宁十分喜爱涅克拉索夫的长诗《俄罗斯女人》，他深深地为俄罗斯妇女的痛苦生活、她们的自我牺牲精神和诗人的激情所感动。一次，他问女革命家玛·埃森能不能背诵这首诗，埃森激动地说："能，可是不敢背出声来，总想哭。"列宁听后十分激动地说："这就是艺术的力量——感人肺腑。"1978 年，世界著名的日本音乐指挥家小泽征尔在中央音乐学院第一次听到用二胡演奏的《二泉映月》时，激动得泪流满面。他虔诚地说："这种音乐要跪在地上听"，并当场伏跪地上许久，后来由于别人的搀扶，他才坐回到椅子上。

任何艺术作品都以不同的方式灌注着艺术家的主观感情。法国雕塑家罗丹被评论家称之为“以石头为表现手段的思想家”。罗丹就认为，形象要蕴藏一种思想、一种感情，并且强调“艺术就是感情”。他把情感视作雕塑艺术的生命。美国现代舞蹈家邓肯也说：“真正的舞蹈是一种恬静的表现，它受制于内心情感的深层节奏。”鲁迅说：创作总根于爱。没有火焰般强烈的真情挚爱，艺术就会丧失其生命，就会失去其美的特质。

（二）艺术美的形象性

艺术美的形象性是指艺术作品的具体、鲜明、可感的程度。情感是艺术美的内在因素，它必须借助一定的外在形态才能得以显现。这一外在形态就是形象，它是感情的物化形式。任何艺术都离不开形象，通过艺术形象反映现实生活是艺术美的又一重要特征。

“形象”本意是指具体可感的人和物的形体相貌。艺术形象是指艺术家根据现实生活，经过加工、提炼、概括所创造出来的具体、生动、真实的生活图画。如语言艺术是以写人为主的，所以文学形象主要是指人物形象，但文学作品中的自然景物、生活场面以及由人物、景物、场面共同构成的完整的生活图画，也都是形象。

四大名著之一的《水浒传》所表现出来的是一幅农民斗争的壮阔画面，作者以他的生花妙笔，创造了摇曳多姿的艺术形象，几百年来一直给读者美的享受。音乐艺术以声音形象来激发人的情感，给人以美的享受。音乐家通过声音形象来反映生活，欣赏者在长期的审美实践中，积累了丰富的审美经验，只要听到音乐，就会产生视像的联想。音乐家往往巧妙地运用音响的交织，展现给人们生活的画卷（图 6-3）。卢那察尔斯基说：“我们的艺术家是具有特定感情的人，当然，如果他不是用形象来说话，而是说教、开导，那么他可以做一个好人，但却是个蹩脚的艺术家。”这是对艺术以形象反映生活，表达艺术家思想感情特征的强调，同时，也说明了形象性是艺术美的一个重要特征。

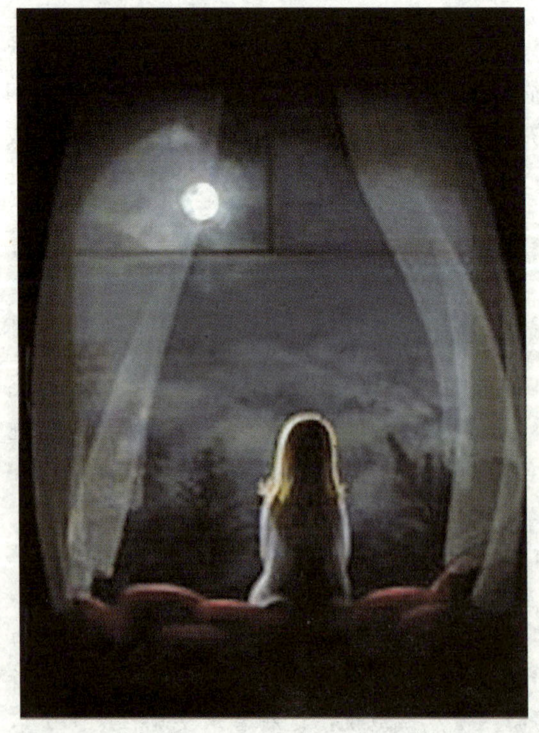

图 6-3 《月光》

传说一年秋天，在莱茵河边的一个小镇上，贝多芬为一位盲姑娘即兴演奏了钢琴第十四奏鸣曲《月光》。乐曲像一幅画卷，盲姑娘通过音乐仿佛看到……月光照进窗子里，茅屋里的一切好像披上了银纱，显得格外清幽。面向大海，月光正从水天相接的地方升起，微波粼粼的海面上，霎时间洒满了银光。月亮越升越高，穿过一缕缕轻纱似的微云……

(三) 艺术美的理想性

艺术美的理想性是指艺术作品所体现的创作主体的目的与愿望所达到的具体而生动的程度。艺术家在创造艺术美的过程中,必然将自己鲜明的爱憎感情和审美理想融于艺术形象之中,化为作品的灵魂,使之表现出的意蕴比现实生活本身更加理想化。黑格尔说:"艺术作品比起艺术未经心灵渗透的自然产品要高一层……艺术可以表现神圣的理想。"使无数人倾倒的达·芬奇的油画《蒙娜丽莎》就是最好的例证(图 6-4)。

达·芬奇坚持要画蒙娜丽莎的微笑,蕴藏着画家的创作理想。因为在中世纪的黑暗岁月,西欧人经历了一千多年残酷愚昧的封建压迫和基督禁欲主义的精神摧残,早已丧失了思想自由和幸福的微笑,这一时期的画像不管是圣母还是耶稣,总是那么呆板、僵硬,面部毫无表情。文艺复兴到来了,一切都在发生变化,绘画中变化最明显的标志,便是丧失已久的笑容又回到了人间,特别是回到获得自由的妇女们的脸上。达·芬奇敏锐地感受到时代的变化,并天才地表现了这一变化。他一扫过去肖像画上那郁郁寡欢,像幽灵一般的阴影,绘出了自由、明朗的笑容。他用艺术形象表明,人从禁欲主义的枷锁中解放出来,人能够微笑了!所以"蒙娜丽莎的微笑"不仅成为这幅肖像的重要特征,而且成为文艺复兴时期女性美的代表;成为画家可以放开手脚倾心颂扬真善美的象征;成为西欧人结束了漫长中世纪痛苦生活的标志。同时,也充分表现了艺术美的理想特征。

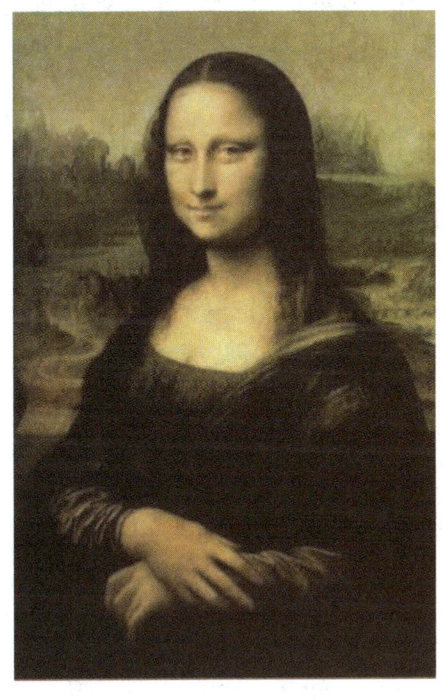

图 6-4 《蒙娜丽莎》

《蒙娜丽莎》是文艺复兴时期最出色的肖像画之一。这幅肖像画最重要的特征是"蒙娜丽莎的微笑"。你看她那配合着微微斜视的柔和明亮的眼神,抿着的嘴角微微翘起,形成轻盈的笑靥。在蒙娜丽莎谜一般的微笑中,显示出温雅、高尚、快乐,但又不失其端庄、宁静。这是富有深刻意义的最美的微笑。

艺术美的理想性不仅体现在塑造人物形象的作品中,而且也体现在以山水花鸟为题材的作品中,田园咏物诗、山水花鸟画也都是艺术家心灵与性格的审美理想表现(图 6-5)。艺术美的理想性,不仅使艺术作品具有深刻的意蕴,而且使艺术作品具有强烈的感染力,从而使欣赏者的精神境界得到升华。

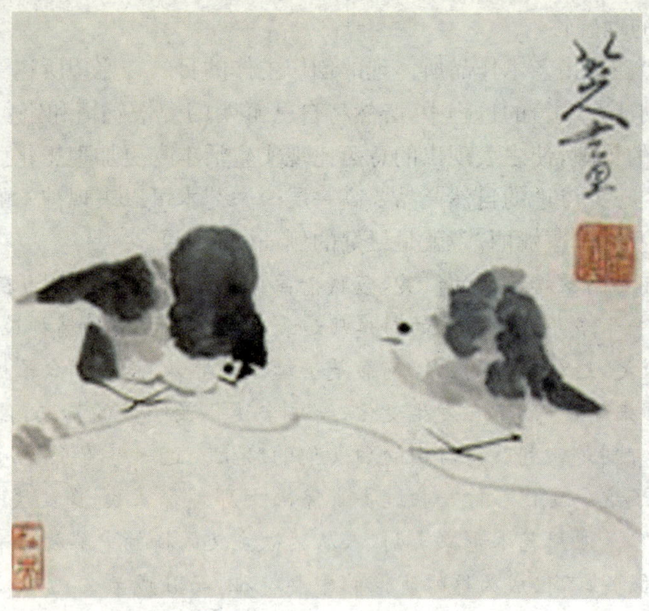

图 6-5 《花鸟》

八大山人朱耷是明末遗臣，他所画的山水，每每寒荒肃杀、淡泊空灵，他所画的鱼、鸭，往往"白眼向人"，他所画的鸟类有股倔强悲愤的狂态，这些恰恰体现了画家对明朝覆灭的哀痛以及对清朝统治者的愤懑，表达了他反清复明的理想。

（四）艺术美的典型性

艺术美的典型性是指艺术美在内容与形式的有机结合中所体现出来的深刻而生动的程度。艺术是以形象反映生活，但并非所有的形象都鲜明生动。只有那些深刻反映社会生活本质规律的某些方面，并且有一定的认识意义和较高的艺术价值的形象才能称之为艺术典型。艺术创造的正确途径是通过个别、特殊来反映一般的和本质的，创造出具有强大生命力的艺术典型。

托尔斯泰在《同作家莫欣谈》中指出："假如直接根据一个什么真人来描写，结果就根本成不了典型，只能得出某个个别的、例外的、没有意思的东西。而我所需要做的恰恰是从一个人身上撷取他的主要特点，再加上我们观察过的其他人的特点，那么这才是典型的东西。"

鲁迅在《祝福》中塑造的祥林嫂就是旧中国劳动妇女的典型。作者选取祥林嫂一生中最富有典型意义的片断，来刻画人物性格，展示悲剧命运。丈夫死了被迫改嫁，孩子被狼吃掉，用给地主当佣人辛苦挣的钱"捐门槛"……鲁迅将发生在旧中国劳动妇女身上的许多不幸集中在祥林嫂一人身上，通过塑造祥林嫂——旧中国妇女形象的代表，深刻地反映了旧中国政权、神权、夫权、族权这四座大山对妇女的压迫。

艺术典型不但要具有一定的代表性，还要有鲜明的个性。明末清初小说评点家金圣叹在评价《水浒传》时说："叙一百八人，人有其性情，人有其气质，人有其形状，人有其声口。"不仅如此，即使同一类人物，在《水浒传》中也"定是两个人，定不是一个人"。如"鲁达粗鲁是性急，史进粗鲁是少年任气，李逵粗鲁是蛮，武松粗鲁是豪杰不受羁勒，阮小七粗鲁是怨愤无说处，焦挺粗鲁是气质不好。"独有的鲜明个性和典型的人物形象深刻地印在读者脑海中。

典型性是艺术美最重要的特征，被称为艺术家的“徽章”，显现着艺术家独特的艺术表现力，艺术家在自己创造的典型形象中灌注了自己的灵魂。凡是取得巨大成就的艺术家，都是因为塑造了具有审美价值的艺术典型而耸立于世界艺坛之上。

三、艺术美的审美功能

（一）愉悦功能

艺术美的愉悦功能，主要是指通过艺术欣赏活动，使人们的审美需要得到满足，获得精神享受和审美愉悦，愉心悦目，畅神益智。物质产品主要是满足人们的生存需要，精神产品则是为了满足人们的心灵需要。艺术作为一种特殊的精神产品，正是因为它能给人带来审美的愉悦和心理的快感。优秀的艺术作品往往使欣赏者沉醉其中、流连忘返，达到一种忘我的状态，如“子在齐闻《韶》，三月不知肉味。”

艺术美的愉悦功能的另一个作用，是使劳动者通过艺术欣赏得到积极的休息，从而以新的精力去投入新的工作。恩格斯说：“民间故事书的使命是使一个农民做完艰苦的日间劳动，在晚上拖着疲惫的身子回来的时候，得到快乐、振奋和慰藉，使他忘却自己的劳累，把他的硗瘠的田地变成馥郁的花园。”

20世纪50年代以来，音乐疗法逐渐引起各国医学界和音乐工作者的兴趣、重视，美、英先后创办了各种音乐疗法刊物，运用音乐手段来治疗各种疾病，并在这方面进行了一系列的研究工作，美国一些高等院校还专门设立了艺术疗法的学位。西方现当代心理学的许多学派，都十分重视艺术对欣赏者深层心理的宣泄作用或净化作用，认为艺术可以使人们在现实生活中受到压抑或无法实现的情绪、愿望、期待、理想，通过艺术创造的想象世界或梦幻世界得到完成和满足。

（二）认知功能

艺术美的认知功能，主要是指人们通过艺术鉴赏活动，可以更加深刻地认识自然、社会、历史和人生。孔子说：“《诗》，可以兴，可以观，可以群，可以怨。”优秀的艺术作品带给人们审美享受的同时，欣赏者可以从中获得多方面的认识和启迪。虽然艺术并不像科学那样，以传播知识为基本使命，但他不可推诿地负载着传播以社会人生为核心的综合知识内容。艺术活动具有反映与创造统一、再现与表现统一、主体与客体统一的特点，往往能够更加深刻地揭示社会、历史、人生的真谛和内涵，具有反映社会深度和广度的特长，并且是通过生动感人的艺术形象，给人们带来难以忘却的社会生活的丰富知识。

达·芬奇把绘画比作镜子，莎士比亚把戏剧比作演绎社会人生的模型，恩格斯在评价巴尔扎克的《人间喜剧》时说：“从这部系列小说中所学到的东西，比从当时所有职业的历史学家、经济学家和统计学家那里学到的全部东西还要多。”说的都是艺术美所具有的认知功能。

艺术美的认知功能还体现在艺术可以启迪人的智慧，增长知识，发展人的创新思维能力。人的左半脑侧重语言、逻辑推理、数学、符号等，是抽象思维中枢；右半脑侧重事物形象、音乐形象、空间位置等，是形象思维中枢，又被称为艺术半脑。据科学家推测，在人脑两大半球中，右半脑的能量远远大于左半脑。艺术审美活动可以直接开发右脑，右脑的开发会激发、促进左脑的开发，从而有利于创新精神的培养，这一点已经得到充分的证实。

历史上许多著名的科学家大都是艺术家，都有着深厚的艺术修养，他们的科学发明和创造灵感都离不开艺术的熏陶和艺术审美活动。爱因斯坦钟情于哲学、艺术，每天拉小提琴，喜欢弹钢琴。他说：“我的科学成就，有许多是从音乐启发而来的。”法国数学家彭家勒认为对美的追求是科学家进行科学探索的重要心理因素。钱学森不仅是著名的科学家，他对音乐、绘画、摄影、文学等都十分喜爱且有较高的造诣，钱老生前多次提到艺术对科学创新的启迪作用，他说："一个有科学创新能力的人不但要有科学知识，还要有文化艺术修养。没有这些是不行的……"为原子弹、氢弹做出重大贡献的科学家汪德熙也是一位钢琴家，竺可桢、苏步青、李四光、李政道、袁隆平等人都具有深厚的艺术修养。古今中外的大师级人物，概莫能外。

可见，艺术活动在启迪人的智慧、发展人们的思维能力方面起着重要的作用，它可以培养人们敏锐的感知力、深刻的观察力、丰富的想象力和巧妙的创造力，从而使形象思维和抽象思维相互促进，协调发展，使人的聪明才智得以充分发挥。

（三）教育功能

艺术美的教育功能，是指人们通过艺术欣赏活动，受到真善美的熏陶和感染，思想上受到启迪，实践上找到榜样，认识上得到提高，在潜移默化的作用下，引起人们的思想、感情、理想、追求发生深刻的变化，引导人们正确地理解、认识生活，树立起正确的人生观、世界观。

贝多芬的《命运》交响曲，不仅使欣赏者感到一种积极向上的力量，而且在心中产生一种强烈的震撼，从而激发人们不怕困难、积极上进的精神。《茉莉花》、《十面埋伏》、《梅花三弄》等优秀的民族民间音乐可以使学生加深对祖国悠久历史文化的了解，激发学生的民族自豪感等。

古今中外的思想家、教育家、艺术家十分重视艺术的教育作用。我国古代教育思想很重视艺术在道德修养方面的重要作用，孔子以"礼乐相济"的思想，创立了我国古代最早的教育体系；古希腊时期的亚里士多德认为理想的人格是全面和谐发展的人格，而艺术应当具有三种功能：一是教育；二是净化；三是快感。也就是说，艺术可以帮助人们获得知识，陶冶性情，得到快感。

艺术美的教育功能有三大主要特点：①以情感人：艺术不是枯燥的说教，而是通过生动感人的艺术描绘，作用于欣赏着的感情，使人受到强烈的感染和熏陶，使欣赏者自觉自愿地受到教育。②潜移默化：艺术作品对人的教育，常常是在毫无强制的作用下，使欣赏者自由自愿、不知不觉地受到感染，进而使心灵得到净化。在艺术作品这种长期潜移默化作用下形成的思想情操，常常具有更强的稳固性和延续性，常常成为人生观、世界观中最核心的组成部分。③寓教于乐：罗马文艺理论家贺拉斯说："诗人的愿望应该是给人益处和乐趣，他写的东西应给人以快乐，同时对生活有帮助。"

四、艺术美与自然美、社会美

自然美、社会美是丰富多彩的，但是人们不满足现实美，而要创造艺术美。这是因为自然美和社会美都具有自身的局限性。

自然形态的美，处于原始的粗糙的分散的状态，并且常常受到时间、空间等其他外在条件的限制，有的具有易逝性；社会美同样具有易逝性，历史上许多可歌可泣的英雄人物、雄伟壮丽的场面，也不能永存于世。自然美以形式取胜，社会美以内容取胜。自然美与社会美在内容与形式上都有不平衡之处，它们固有的种种局限不能满足人们的审美要求。

艺术美则可以克服这些局限，补充自然美、社会美的不足。因为艺术美是人类根据审美理想和美的规律自由创造出的产品。艺术美虽然源于现实生活，但是比现实生活更高、更强烈、更集中、更典型,因而更理想。艺术美可以借助各种物质媒介,把现实生活中的美固定下来,使之冲破时间、空间的限制。如泰山日出,人们可以通过录像机录下来,也可以用照相机拍摄下来,还可以用绘画、文学语言将它的壮美景观描绘下来。现实生活中美好的人和事,世界各地美丽的山水风光,都可以在各种艺术作品中再现出来,无论何时何地的人,都能欣赏到彼时彼地的美。

艺术美可以通过典型化的手段,对现实生活中普通、零散的美进行提炼和升华。日常生活中,少女们到河边去挑水是司空见惯的事,人们往往看得很平淡。可是,舞蹈家刀美兰却发现了其中的美,并根据这一题材,创作了有名的单人舞《水》。舞蹈演员通过优美的舞姿,表演了少女挑水的过程及其洗发、濯足、嬉水等动作,把少女的稚气、活泼以及热爱生活、热爱劳动的心情,生动而形象地表现了出来。正因为艺术美补充了现实美的不足之处,比现实美更美,所以人们在享受现实美的同时还热情地追求艺术美。

第二节 鉴赏艺术美

一、语言艺术的美

(一) 语言艺术的审美特征

1. 语言艺术形象的间接性 人们常说打开文学作品,可以看到许多鲜明生动的人物形象;看到人类社会生活的各种场面;看到自然界湖光山色的美景……这里所说的“看到”,不同于人们在现实生活中对实际事物、景象的直观,而是看到了文字符号。人们借助于文字符号这一媒介,通过积极活跃的联想和想象,在自己的头脑中呈现出活生生的形象画面来,这就构成了语言艺术形象的间接性,因而人们把文学又称“想象的艺术”。正如歌德所说:“造型艺术对眼睛提出形象,诗对想象力提出形象。”所谓“瞻言见貌”就是这个意思。

语言艺术形象的间接性给欣赏者提供了无限广阔的艺术想象天地。文学作品的语言经作家锤炼之后,既能使形象生动逼真,有呼之欲出、栩栩如生之感,又存在着一种难以言表的情况,其形象描写表现出一种模糊性。如曹雪芹描写贾宝玉“虽怒时而似笑,即瞋视而有情。”描写林黛玉“两弯似蹙非蹙笼烟眉,一双似喜非喜含情目……娴静似娇花照水,行动如弱柳扶风。”这些描写就相当模糊,每一句都让人说不清楚。然而,体味起宝黛二人的情态、气质、风姿却又分明可见,似乎二人跃然纸上,楚楚动人,有一种悠悠心会,妙处难与君说的感受。文学形象的这种间接性实为艺术的一种极高境界。

2. 语言艺术审美视角的广阔性 用语言来表现现实生活,具有广泛而深入的表现能力,几乎很少受到时间和空间的限制,有着最大的自由,具有极大的容量,真可以说是“观古今于须臾,抚四海于一瞬”。能够突破客观时间,实现时间和空间的自由延伸,全方位、多角度地展示广阔而复杂的社会生活。

文学的广阔性更表现在它不仅能描绘外部世界,而且能够深入到人的内心世界,直接揭示各种人物复杂的、丰富的精神世界。向人的内心世界的深处发展,无疑使文学的天地变得更加广阔,这一点恰恰是其他艺术种类难以达到的。文学作品不仅可以通过描绘人物的音容笑貌、服饰风度、言行举止等来展现人物的内心世界,而且可以通过直接抒情或叙述的方法深入展示人物细腻复杂的感情。

3. 语言艺术表达思想的明确性 任何艺术都是传达和抒发思想感情的,没有思想感情的艺术品是不存在的。在表现人物内心世界的明确性上，任何门类的艺术都达不到文学的程度。如摄影、绘画、雕塑等，大都是通过人物的外在形象、特征、状态间接地表现人物的内心世界，不能让欣赏者明确地知道人物心灵奥秘的具体内容。而语言艺术则可多方面地深入地揭示人物的内心世界。因为语言是人的思维的物质外壳，思维所至也就是语言艺术所能达到，并能表现之处。

(二) 语言艺术美赏析

1. 诗歌 是世界上最古老、最基本的文学形式，是一种阐述心灵的文学体裁，它通常要借助于具有节奏感和韵律感的、高度精练的语言来抒发诗人的思想情感。

【作品赏析】

《七律·人民解放军占领南京》

毛泽东

钟山风雨起苍黄，百万雄师过大江。
虎踞龙盘今胜昔，天翻地覆慨而慷。
宜将剩勇追穷寇，不可沽名学霸王。
天若有情天亦老，人间正道是沧桑。

《七律·人民解放军占领南京》是一首纪念南京解放、庆祝革命胜利的诗篇。1949 年 4 月 20 日，国民党拒绝在和平协定上签字。当夜，解放军在东起江苏江阴，西迄江西湖口的千里长江上，分三路强行渡江。23 日晚，东路陈毅的第三野战军占领南京。毛泽东听到这个消息异常振奋，于是写下了有名的《七律·人民解放军占领南京》。

全诗 56 字，语言铿锵有力，气势恢弘，表现了人民解放军彻底打垮国民党反动派的信心和决心，表达了解放全中国的必胜信念！

“钟山风雨起苍黄，百万雄师过大江。”革命的暴风雨震荡着蒋家王朝都城南京，解放军以百万雄师突破长江天险，直捣蒋军苦心经营三个半月的根据地——南京城。

“虎踞龙盘今胜昔，天翻地覆慨而慷。”以雄奇险峻而著称的古都南京城回到了人民手中，她比任何时候都美丽。这天翻地覆的巨大变化，是足以令人慷慨高歌和欢欣鼓舞的。

“宜将剩勇追穷寇，不可沽名学霸王。”应该趁现在这敌衰我盛的大好时机，痛追残敌，解放全中国。不可学那贪图虚名，放纵敌人而造成自己失败的楚霸王项羽。

“天若有情天亦老，人间正道是沧桑。”自然界如果有知，它会体察到兴盛与衰败这条不可改变的法则。不断地变异、不断地发展、不断地前进，这是人类社会发展的必然规律。

全诗风格豪放，笔意雄奇，饱含哲理，叙事与议论结合紧密，活用典故。全诗前四句着重于叙事，后四句主要是议论。首联描绘了解放军解放南京战役的宏伟场面，总结全诗。颔联进一步赞颂了南京解放取得的历史性胜利，抒发了南京解放的革命豪情。颈联是全诗的主旨和灵魂。诗人以昔日西楚霸王项羽失败的典故为教训，不能像项羽那样，不能放松警惕，要善始善终。尾联运用辩证唯物主义和历史唯物主义的观点，对全诗的思想作了哲理性的总结。诗人引用唐代大诗人李贺的“天若有情天亦老”的诗句，推陈出新，表明新事物必将战胜旧事物的哲学道理。

2. 词 是诗的别体，是唐代兴起的一种新的文学形式，到了宋代，经过长期不断的发展，进入了全盛时期。词以其特有的抑扬顿挫的音乐美、错综变化的韵律、长短参差的句法以及所抒发的浓烈深挚的感情，成为一种深受人们喜爱的文学体裁。

【作品赏析】

《声声慢》

李清照(南宋)

寻寻觅觅,冷冷清清,凄凄惨惨戚戚。乍暖还寒时候,最难将息。三杯两盏淡酒,怎敌他晚来风急?雁过也,正伤心,却是旧时相识。满地黄花堆积,憔悴损,如今有谁堪摘?守着窗儿,独自怎生得黑?梧桐更兼细雨,到黄昏,点点滴滴。这次第,怎一个愁字了得!

李清照是婉约派代表词人,这位颇具文学才能的女作家,在宋代众多词人中,可以说是独树一帜。《声声慢》是她晚年的名作,历来为人们所称道,尤其是作者那哀婉的凄苦情,不知曾感动过多少人。当时,正值金兵入侵,北宋灭亡,志趣相投的丈夫也病死在任上,南渡避难的过程中夫妻半生收藏的金石文物又丢失殆尽。这一连串的打击使她尝尽了国破家亡、颠沛流离的苦痛。就是在这种背景下作者写下了《声声慢》这首词,通过描写残秋所见、所闻、所感,抒发自己孤寂落寞、悲凉愁苦的心绪。

“寻寻觅觅,冷冷清清,凄凄惨惨戚戚。”上阕起首三句比较形象、委婉、细致地表达了作者在遭受深创巨痛后的愁苦之情。

7组14个叠字,犹如信手拈来,看似平平淡淡,实则显示了作者高超的文字功底。14个字无一“愁”字,却写得字字含愁,声声是愁,造成了一种如泣如诉的音韵效果。“寻寻觅觅”,是作者的动作行为,作者在经受了国破家亡、夫丧、金石丢失等一连串的打击后,内心极为哀愁,再加上一人孤处,更是百无聊赖,空虚郁闷,为了排解这一哀愁,作者开始了漫无目的的寻觅。寻啊觅啊,想寻些什么呢?不太清楚,一切都是那么茫然,或许她是想找回一些温馨的回忆来慰藉自己,但茫然的作者只感到四周“冷冷清清”,这是作者的心境使然。常言说“人悲物亦悲”,在一个悲伤凄凉人的眼中,所有的事物都是暗淡无光的。正所谓“感时花溅泪,恨别鸟惊心”。这寻觅的结果给作者最深的感受是“凄凄惨惨戚戚”,它不但没有减轻内心的伤痛,反而使其由这清冷之景更生一种凄凉、惨淡和悲戚之情。这就为全词定下了一个感情基调,使全词笼罩在一种凄惨愁苦的氛围中。

“乍暖还寒时候,最难将息。”作者由以上的茫然和结果转到写气温骤变的感受,说天气变化无常,忽暖忽寒,人最难调养身体。然而其内蕴又何止这些呢?联系李清照的生平,可知她在金兵入侵、南渡避难之前的生活一直是优裕、安宁而美满的,而写作此词时,已是形单影只,孤身飘零,生活一下从幸福的峰巅跌入痛苦的深渊,这种情形与“乍暖还寒”的天气是多么相像啊!它让作者的身心一时都难以承受。

“三杯两盏淡酒,怎敌他晚来风急?”作者此时别无他法,只有借酒驱寒,借酒浇愁。然而,“三杯两盏淡酒”根本无法驱散她心头浓重的愁云。

“雁过也,正伤心,却是旧时相识。”百无聊赖之时,一抬头,却看见一群大雁缓缓飞过,这南去的秋雁不是别的,正是在北方时见到的旧时相识。过去大雁带来的是丈夫的温情与慰藉,现在大雁还在,可丈夫却不在了,并且永远的不在了,自然产生“物是人非事事休”的念头,引发的是无尽的绝望。

“满地黄花堆积,憔悴损,如今有谁堪摘?”下阕进一步写词人的孤寂、凄苦。抬头望天心中不快,那么俯首看地又如何呢?从前见菊花,虽人比黄花瘦,但不失孤芳自赏之潇洒,还可以以愉悦的心情去观、去赏、去采、去摘;如今见黄花,花仍盛开而人已憔悴,人去了,花开还有什么意义呢?人不赏花,花当自开;人不摘花,花当自萎。及花已损,则欲摘已不堪摘,何等荒败、何等凄凉！这里既写出了无心摘花的郁闷，又透露出惜花将谢的情怀。词人以花写人，感叹自己如同那饱受风雨摧残的黄花，护花使者没了，将来还有谁关爱自己、呵护自己呢？

“守着窗儿，独自怎生得黑？”仰首是愁，俯首是愁，想到心里还是愁，面对苦日子，女词人感到分外难熬，万般无奈，只好独自“守着窗儿”，盼望快点天黑，快些让这些触动她生死殊途之恨的景物被夜幕淹没，可这种等待、这种煎熬如何能消受得了。“屋漏偏逢连夜雨”，视觉上的痛苦还未解决，听觉上的痛苦又接踵而至。

“梧桐更兼细雨，到黄昏，点点滴滴。”本来郁闷的心情因绵绵细雨更加潮湿，不仅潮湿，它还“点点滴滴”，没完没了地打在窗前的梧桐树叶上，那哪是打在树叶上啊，那简直是打在她破碎的心上……

“这次第，怎一个愁字了得？”词的结句含蓄地点明了全词的主旨，意思是说女词人此时此刻的感情绝非笔墨所能形容，实际上展示给读者的是“这愁情，怎一个女子受得？”

3. 散文 是“集诸美于一身”的文学体裁，指不讲究韵律的散体文章，包括除去诗歌、小说、戏剧、影视文学之外的一切叙事性、议论性、抒情性的文体。形散而神不散、短小优美、生动有趣是散文的主要特点。

【作品赏析】

《孩子，我为什么打你》

毕淑敏

有一天与朋友聊天，我说，就是在文化大革命中当红卫兵，我也没打过人。我还说，我这一辈子，从没打过人……你突然插嘴说：妈妈，你经常打一个人，那就是我……孩子，打与不打都是爱，你可懂得？

那一瞬屋里很静很静。那一天我继续同客人谈了很多的话，但所有的话都心不在焉。孩子，你那固执的一问，仿佛爬山虎无数细小的卷须，攀满我的整个心灵。面对你纯真无瑕的眼睛，我要承认：在这个世界上，我只打过一个人。不是偶然，而是经常，不是轻描淡写，而是刻骨铭心。这个人就是你。

在你最小最小的时候，我不曾打你。你那么幼嫩，好像一粒包在荚中的青豌豆。我生怕任何一点儿轻微的碰撞，将你稚弱的生命擦伤。我为你无日无夜地操劳，无怨无悔。面对你熟睡中像合欢一样静谧的额头，我向上苍发誓：我要尽一个母亲所有的力量保护你，直到我从这颗星球上离开的那一天。

你像竹笋一样开始长大。你开始淘气，开始恶作剧……对你摔破的盆碗、折毁的玩具、遗失的钱币、污脏的衣着……我都不曾打过你。我想这对于一个正常而活泼的儿童，都像走路会跌跤一样应该原谅。

第一次打你的起因，已经记不清了。人们对于痛苦的记忆，总是趋向于忘记。总而言之那时你已渐渐懂事，初步具备童年人的智慧；它混沌天真又我行我素，它狡黠异常又漏洞百出。你像一匹顽皮的小兽，放任无羁地奔向你向往中的草原，而我则要你接受人类社会公认的法则……为了让你记住并终生遵守它们，在所有的苦口婆心都宣告失效，在所有的夸奖、批评、恐吓以及奖赏都无以建树之后，我被迫拿出最后一件武器——这就是殴打。

假如你去摸火，火焰灼痛你的手指，这种体验将使你一生不会再去抚摸这种橙红色抖动如绸的精灵。孩子，我希望虚伪、懦弱、残忍、狡诈这些最肮脏的品质，当你初次与它们接触时，就感到切肤的疼痛，从此与它们永远隔绝。

我知道打人犯法，但这个世界给了为人父母者一项特殊的赦免——打是爱。世人将这一份特权赋予母亲，当我行使它的时候臂系千钧。

我谨慎地使用殴打，犹如一个穷人使用他最后的金钱。每当打你的时候，我的心都在轻轻颤抖。我一次又一次问自己：是不是到了非打不可的时候？不打他我还有没有其他的办法？只有当所有的努力都归于失败，孩子，我才会举起我的手……每一次打过你之后，我都要深深地自责。假如惩罚我自身可以使你汲取教训，孩子，我宁愿自罚，哪怕它将苛烈10倍。但我知道，责罚不可以替代也无法转让，它如同饥馑中的食品，只有你自己嚼碎了咽下去，才会成为你生命体验中的一部分。这道理可能有些深奥，也许要到你也为人父母时，才会理解。

打人是个重体力活儿，它使人肩酸腕痛，好像徒手将一千块蜂窝煤搬上五楼。于是人们便发明了打人的工具：戒尺、鞋底、鸡毛掸子……

我从不用那些工具。打人的人用了多大的力，便是遭受到同样的反作用力，这是一条力学定律。我愿在打你的同时，我的手指亲自承受力的反弹，遭受与你相等的苦痛。这样我才可以精确地掌握数量，不至于失手将你打得太重。

我几乎毫不犹豫地认为：每打你一次，我感到的痛楚都要比你更为久远而悠长。因为，重要的不是身累，而是心累……

孩子，我多么不愿打你，可是我不得不打你！我多么不想打你，可是我一定要打你！这一切，只因为我是你的母亲！

孩子，听了你的话，我终于决定不再打你了。因为你已经长大了，因为你已经懂得了很多道理，毫不懂道理的婴儿和已经懂道理的人，都不必打。只有对半懂不懂、自以为懂其实不怎么懂道理的孩童，才可以打，以助他们快快长大。

当代著名女作家毕淑敏的这篇散文，像潺潺流水，撞击着读者的心扉；像悠扬的小夜曲，拨动着读者的心弦。作者道出了天下为人父母者久郁于心而又无以表达于外的心声，在两代人之间搭起了一座沟通的桥梁。细细品味，余香满口，美不胜收。

作者巧用对比手法，为文章精心设计了一个别致的开头。作者与朋友聊天时，津津乐道于文化大革命中没打过人，这一辈子从没打过人。正当作者为此炫耀时，孩子冷不防插嘴："妈妈，你经常打一个人，那就是我……"孩子的这句话，像平地一声惊雷，将"我"的那份"得意"一扫而尽，使文章顿起悬念，吸引读者看个究竟。

作者用细腻的笔触刻画出了打孩子时的心理感受，多处运用比喻来刻画这种感受。如乍听孩子"那固执的一问"时，"仿佛爬山虎无数细小的卷须，攀满我的整个心灵"，这一比喻将作者遭受孩子误解时心里的痛楚逼真地表现了出来。再如"在所有的苦口婆心都宣告无效，在所有的夸奖、批评、恐吓以及奖赏都无以建树之后"，"我被迫拿出最后一件武器——殴打"，"犹如一个穷人使用他最后的金钱"，这一比喻表现了作者打孩子的万般无奈。"我"打孩子从不用戒尺、鞋底、鸡毛掸子等工具，而是用手打，"好像徒手将一千块蜂窝煤搬上五楼"，这一比喻道出了作者殴打孩子时的痛苦和不安。这些生动形象的比喻，将母爱的善良、细腻、无私而又不失严厉的品质表现得淋漓尽致。

为了充分揭示出"我"打孩子完全是不得已而为之的缘由，作者独具匠心，设计了两组比较：孩子小时候，尽管淘气，搞恶作剧，"我"不忍心打孩子；当孩子渐渐懂事后，"我"为了让孩子"接受人类社会公认的法则"，不得不打孩子。这一比较突出了作者的良苦用心——希望孩子远离虚伪、懦弱、残忍、狡诈这些最肮脏的品质。别人打孩子，借助戒尺、鞋底、鸡毛掸子这些打人工具，而"我"却用手打，承受孩子相等的苦痛。这一比较突出了母爱的善良和圣洁。

作者选择第一人称、第二人称的视角，以对话方式叙事、抒情，填平了两代人之间的鸿沟，增进了两代人之间的沟通。娓娓道来，如话家常，亲切自然，如坐春风。

"谁言寸草心，报得三春晖。"毕淑敏的这番发自肺腑的真诚告白，定会给天下所有的孩子留下刻骨铭心的记忆，定能触动他们敏感的心灵，使他们深深地理解和接受这份世界上最崇高、最伟大、最圣洁、最珍贵的母爱，让我们为天下所有的母亲祝福。

4. 小说 是以刻画人物为中心，通过完整的故事情节和具体的环境描写来反映社会生活的一种文学体裁。按篇幅可分为长篇小说、中篇小说、短篇小说和小小说(微型小说)。按题材内容，可分为神话小说、寓言小说、武侠小说、侦探小说、科幻小说、言情小说、纪实小说等。

"虚构性"，是小说的本质。"捕捉人物生活的感觉经验"，是小说竭力要挖掘的艺术内容，其感觉经验愈是新鲜、细微、独特、准确、深刻，就愈是小说化。"虚构性"与"捕捉人物生活的感觉经验"，是上述要素中最能体现小说性质的东西。

小说塑造人物，可以以某一真人为模特儿，综合其他人的一些事迹。如鲁迅所说："人物的模特儿，没有专用过一个人，往往嘴在浙江，脸在北京，衣服在山西，是一个拼凑起来的角色。"任何一部优秀的小说，总有使人难忘的典型人物。象征着中国古代小说最高成就的"四大名著"之一《红楼梦》，在人物塑造上可谓纷繁多姿、个性鲜明、生气勃勃。如在林黛玉和薛宝钗身上表现的尤为突出。羸弱的林黛玉，貌若西子，多疑刻薄，清高孤傲，任情任性；康健的薛宝钗，冠艳群芳，知情达理，宽容随和，稳重和平。人们可以通过这些艺术典型的镜子，看到、理解不同人物的性格、情感、思想乃至人生的悲喜。

小说的故事情节来源于生活，它是现实生活的提炼，它比现实生活更集中，更有代表性。现实生活中的事件和矛盾是有始有终，有起有伏，并有一定发展过程的，因而小说情节的展开，也是有段落，有过程的。这个过程一般分为开端、发展、高潮、结局四个部分。有时还有序幕和尾声。在作品中，情节的安排决定于作者的艺术构思，并不一定按照现实生活中的事件发生、发展的自然顺序，有时可以省略某一部分，有时也可颠倒或交错。小说与作文一样，也注重描写和选材。一部好的小说就总能让人身临其境。作者总是能以优美的文笔、生动的描写和不可思议的想象把故事牢牢地刻印在读者的脑海里。

二、听觉艺术的美

(一) 音乐艺术的审美特征

1. 音乐是一种以声音为材料的表情性艺术 音乐是通过对人的听觉的刺激而形成人的心理反应来激发人的感情，所以说它是表情性艺术。音乐的表情性依靠的是音乐形象。音乐形象是由具体的情感内容与音响运动的具体形式结合而成。它与人的感情之间存在着一种类比关系。人的感情与音乐融为一体后就能通过联想、通感、比拟而形成某种形象。音乐形象可通过直接的模拟性和间接的意象性两种方式表情。

(1)直接模拟：就是模拟外部世界的某些声音，如风雨声、流水声、鸟叫声等。其目的是为了创造一种意境和气氛，更好地抒发人的情怀。在变幻无穷的音响世界中，娇啭婉啼的鸟鸣之声是最能引起人们美感的声音之一，如我国的唢呐曲《百鸟朝凤》、笛子曲《百鸟引》、二胡曲《空山鸟语》以及罗马尼亚民间乐曲《云雀》等，都是人们百听不厌的艺术珍品。这些作品的成功与惟妙惟肖的鸟鸣模仿有关，更重要的是它们表现了一种人类共同的情感，即对大自然的热爱和对美好生活的向往。

(2)间接意象：主要运用音乐的运动形态和感情的运动形态的类比关系来表达感情。如平静舒缓的优美乐曲，象征着潺潺溪流；由低而高的长音常暗示着太阳的升起或事物的向上发展；听到柔和的音响，人们会联想到蔚蓝的天空、平静的湖水等。人们用这种“类比联想”来完成对音乐形象的整体感受。人们常说“歌声嘹亮”，声音怎么会亮呢？但是人们对某种声音确有亮的感觉。音乐就是靠“通感”、“类比”等手段，将人的感受与大千世界紧密联系起来。人们在欣赏音乐作品时，不但能听到，而且同时能够看到、闻到、想到……

2. 音乐具有确定性与不确定性 音乐长于抒情，不善于叙述，表现性强，再现性差。人的听觉不如视觉那么鲜明、具体、准确、全面，音乐艺术所表现的声音形象比语言艺术、造型艺术所表现的形象抽象，这就造成音乐的不确定性。但音乐又是以声音为媒介创造音乐形象，借助“标题”、“歌词”等与欣赏者心灵“频率”达到和谐，又具有相对的确定性。

3. 音乐具有时代性、民族性和作曲家的个性 音乐是一种社会文化现象，任何作曲家的创作都必然要受到时代、民族及个人性格的制约。从历史发展来看，每个时代都有代表其精神、风格的音乐。欧洲音乐史上的古典主义、浪漫主义等音乐，我国抗日战争、新中国成立初期及新时期以来的音乐，都渗透着每个阶段的时代特征。从地域方面说，由于受不同地理、气候及固有文化传统的影响，任何音乐作品都蕴涵着浓郁的民族风格和地方色彩。从创作主体而言，每首音乐作品都是音乐家个性的主观情感的显现，因而处处显露出作者自己的个性。

（二）音乐艺术欣赏的基本素质

1. 要有两只具备音乐感的耳朵 马克思说：“只有音乐才唤醒人的音乐感觉，对于不懂音响的耳朵，最美的音乐也是没有意义的。”又说：“……人能够享受的感觉，一部分是生来就有的，一部分是逐渐发展的。”欣赏音乐首先需要两只善于辨音的耳朵。即使是异常灵敏的耳朵，它对于音高、音色、音质以及音的组合形式等丰富的变化的感受力，却只有在后天刻苦认真的训练中，才能得到不断的提高。

旋律和节奏是音乐的主要表现手段。旋律指音的高低，又称曲调。一支歌曲是否动听，一首乐曲是优美还是崇高，取决于人们对旋律的感觉。节奏是音与音之间的长短和停顿。旋律是音乐的灵魂，节奏是音乐的脉搏，音乐形象的塑造除这两个最基本的要素外，还有节拍、复调、速度、音区、音色等。只要认真学习，反复锻炼，就会熟悉音乐的表现功能和各种要素，练成敏感的音乐耳朵。

2. 要有一颗多识善感的心 卢梭说，音乐的语言“是活的、热烈、激情的语言，它包含了比词语本身大一百倍的力量。”白居易从琵琶女动人心弦的琵琶声中，听出了“弦弦掩抑声声思，似诉平生不得志。”联想到自己受权贵排挤、谪居卧病的现状，深感与琵琶女的心境是息息相通的，所以诗人忍不住涕泪交流，淋湿了身上的青衫。

音乐的内容不一定都能具体可述，但却是具体可感的。人们欣赏音乐时，要想深入到音乐中去获得审美感受，就必须有一颗多识善感的心。多识，就是不断地获取多方面的知识。如欣赏一个音乐作品，就要了解作者的创作意图和作品的创作背景、民族特征；了解作者的个性特点以及作品标题所提示的特殊含义等。善感，就是要有丰富的情感和敏锐的感受力。“善感”是需要“多识”作前提的。对于那些具有丰富知识和较高音乐修养的人来说，获得音乐灵感,得到情操陶冶的机会则更多。

3. 要有一双想象的翅膀 欣赏音乐和欣赏其他艺术一样,需要丰富的想象力。妙音入耳,神驰万里,浮想联翩。如果没有想象,欣赏者就无法从旋律中感受到音乐形象,更谈不上审美再造。

如果你有两只音乐的耳朵、一颗多识善感的心和一双善于飞腾的想象之翼,美妙的音乐会使你成为幸福的天使。

(三) 音乐艺术美赏析

1. 小提琴协奏曲《梁祝》

【作品赏析】

小提琴协奏曲《梁祝》采用奏鸣曲式,并选取民间故事《梁祝》中的"草桥结拜"、"英台抗婚"和"坟前化蝶"三个主要情节分别作为乐曲的呈示部、展开部、再现部的内容。作品内容如下:

呈示部

引子:(播放"引子"音乐)引子部分一开始用长笛模仿鸟的叫声吹奏出一段旋律,接着双簧管以柔和抒情的引子主题展示出了一幅春光明媚、鸟语花香的美丽景色。

主部:(播放"主部"音乐)先是由小提琴奏出富有诗意的爱情主题。接下来大提琴以浑厚圆润的音调与小提琴的轻盈柔和形成对答。最后由全体乐队再次奏出爱情主题,表示出梁祝真挚纯洁的友谊不断加深和互相爱慕的深情。

连接部与副部:(播放"连接部与副部"音乐)连接部是与爱情主题形成鲜明对比的曲调,它是由越剧过门发展变化而来的,是一段节奏自由的华彩。这段节奏明朗、欢快,多处运用跳音的演奏方式,使旋律活泼、跳荡,独奏与乐队交替出现,生动地表现了梁祝同窗三载、共读共玩的愉快生活。

结束部:(播放"结束部"音乐)这段音乐转为慢板,再度出现小提琴与大提琴情意绵绵的对话,其中断断续续的音调,表现了女扮男装的祝英台欲言又止,矛盾害羞的内在情感。表现了十八相送、长亭惜别、依依不舍的情景。

展开部

这部分描写了"抗婚"、"楼台会"、"哭灵、控诉、投坟"这三个情节。

"抗婚":铜管以严峻的节奏、阴森的音调,奏出了封建势力凶暴残酷的主题;独奏小提琴用散板的节奏,陈述了英台的悲痛与惊惶,乐队强烈的快板,衬托出独奏小提琴坚决反对封建势力的反抗主题。这两个主题逐渐激化,形成英台抗婚的怨愤场面。虽然乐队全奏,曾给人一种对幸福生活的向往与憧憬,但以铜管为代表的封建势力给予了重大压力。

"楼台会":又是一个慢板,大、小提琴的对答,缠绵凄苦,如泣如诉的音调,把梁祝相会楼台时百感交集的情绪表现得淋漓尽致。

"哭灵、控诉、投坟":小提琴的散板独奏与乐队的快板齐奏交替出现,变化运用了京剧导板与越剧紧拉慢唱的手法,深刻地表现了英台在坟前对封建礼教的血泪控诉的情景。最后锣钹齐鸣,英台纵身投坟,乐曲达到最高潮。

再现部

这部分主要描述了"化蝶"。长笛吹奏出柔美的华彩旋律,与竖琴的滑奏相互映衬,把人们引向神话般的仙境。独奏小提琴再次奏出了爱情主题,展现出梁山伯与祝英台在封建势力压迫下死去后,化做一双蝴蝶在花丛中欢乐自由地飞舞。

这部小提琴协奏曲,综合采用交响乐与我国民间戏曲音乐的表现手法,依照剧情的发展，精心构思布局，寄托了人们对悲剧中男女主人翁的深切同情和祝愿，也表达了人们对美好生活的追求和向往。

2. 歌曲《青花瓷》

【作品赏析】

《青花瓷》

词：方文山　　曲：周杰伦
素胚勾勒出青花笔锋浓转淡
瓶身描绘的牡丹一如你初妆
冉冉檀香透过窗心事我了然
宣纸上　走笔至此搁一半
釉色渲染仕女图韵味被私藏
而你嫣然的一笑如含苞待放
你的美一缕飘散　去到我去不了的地方

天青色等烟雨　而我在等你
炊烟袅袅升起　隔江千万里
在瓶底书汉隶仿前朝的飘逸
就当我　为遇见你伏笔

天青色等烟雨　而我在等你
月色被打捞起　晕开了结局
如传世的青花瓷自顾自美丽　你眼带笑意

色白花青的锦鲤跃然于碗底
临摹宋体落款时却惦记着你
你隐藏在窑烧里千年的秘密
极细腻　犹如绣花针落地
帘外芭蕉惹骤雨　门环惹铜绿
而我路过那江南小镇惹了你
在泼墨山水画里　你从墨色深处被隐去

天青色等烟雨　而我在等你
炊烟袅袅升起　隔江千万里
在瓶底书汉隶仿前朝的飘逸
就当我　为遇见你伏笔

天青色等烟雨　而我在等你
月色被打捞起　晕开了结局
如传世的青花瓷自顾自美丽　你眼带笑意

《青花瓷》以简洁优美的旋律、清素淡雅的歌词在众多的流行歌曲中独树一帜，给人以耳目一新的感觉。尤其是歌词的内容，可以说是寓情于景，情景结合，使人仿佛走进了歌曲所描绘的意境中，流连忘返。

论意境，《青花瓷》宛然一出烟雨朦胧的江南水墨山水，水云萌动之间依稀可见伊人白衣素袂裙带纷飞；论词句，《青花瓷》是一幅笔端蕴秀临窗写就的素心笺，走笔曲折只因心似双丝网，中有千千结；论曲调，《青花瓷》仿佛微风中静静流淌石上的山泉溪涧，清泠透亮而又蜿蜒回环多有不尽之意。这三者叠加至一处，《青花瓷》一曲正如其名，恰似那“自顾自美丽”的青瓷极品，洗尽铅华，古朴典雅，清新流畅。古筝撩拨，牙板清脆，琵琶淙淙，《青花瓷》的中国风分外动人。方文山用“素胚”、“仕女”、“汉隶”等系列词汇描摹了传世青花瓷的风采，周杰伦的唱腔柔情而古朴，略带江南戏曲的雏形，绝妙填词配复古音乐，构成了一阕佳作。

三、视觉艺术的美

（一）绘画艺术美

1. 绘画艺术的审美特征

（1）艺术形象的可视性和确定性：绘画利用造型语言，塑造人们凭视觉可以直接感受到的艺术形象。这些形象栩栩如生、具体可感，使观赏者能产生如见其人、如闻其声、如临其境的艺术感受，从而获得审美享受。如张择端的《清明上河图》就将宋代社会生活的具体情境跃然纸上。所以形象的可视性和确定性是绘画的重要审美特征。而线条和色彩是构成这一审美特征的重要造型语言。除线条、色彩外，构图、明暗也是绘画的造型语言。

（2）寓神于形、形神兼备：绘画反映生活不是自然主义的外形模仿，而是通过事物的外形反映事物的思想、神韵。中国绘画十分讲究“传神”。所谓“传神”，就是不仅要表现出对象的外形，更重要的是表现出对象的神采气韵，达到“形神兼备”。郑板桥笔下的杆杆疏竹，不仅形神兼之，其神态又恰是画家潇洒脱俗的风度的写照。中国画所求的“神似”，在人物是指精神、气度、个性；在动物、花树，是指其形态特点和动人的意趣；在山水风景就是一种美的境界。齐白石有一句概括了他一生艺术实践经验的名言：“作画妙在似与不似之间”。在白石老人看来，画画既要像，又不能全像，“似”是“不似”的现实基础，而“不似”是为了展示更高级的“似”。

（3）寓动于静、虚实相生：绘画只能描绘特定的瞬间形象，因此反映对象受到局限。为使固定不变的绘画形象能够反映某些运动过程，引起欣赏者的联想，画家往往要抓住反映事件前后联系的、最富于表现力、容量最大、最有联想空间的瞬间形象。如列宾的《意外的归来》，描绘被流放者突然归家时全家人为之惊愕的“顷刻”，场面惊心动魄，极富喜剧色彩。其次是虚实相生，为观者提供自由联想的空间。中国画强调“画中有诗，诗中有画”，有“诗画本一律”之说，强调画面要虚实相济。如中国的山水画，几乎都只画山不画水，而清澈见底的水却在画面中无处不在。

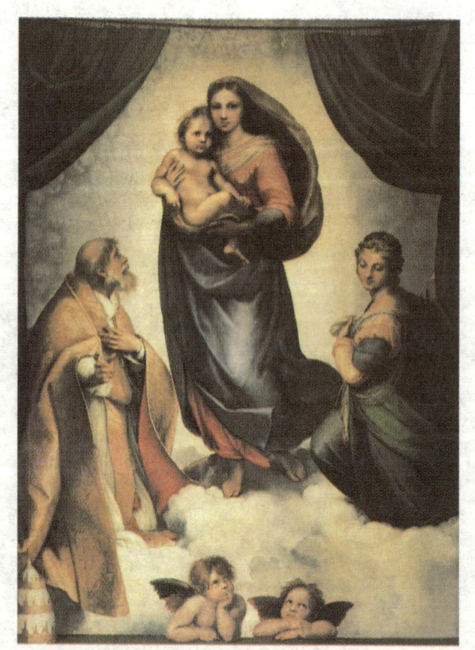

图 6-6 《西斯廷圣母》

2. 绘画艺术作品赏析

（1）《西斯廷圣母》：见图 6-6。

【作品赏析】

《西斯廷圣母》是意大利文艺复兴时期以描写女性美大师著称的拉斐尔的最杰出的一幅圣母像，是拉斐尔于1512～1513年间为罗马西斯廷教堂绘制的作品，长2.65米，宽近2米，画中人物和真人大小相仿。这幅《西斯廷圣母》是在更高的起点上塑造了一位人类的救世主形象：她决心以牺牲自己的孩子，来拯救苦难深重的世界。

画面上，绿色的帷幕缓缓揭开，圣洁而美丽的圣母赤着双脚，怀抱圣婴耶稣，踏着祥云从光辉普照的天上徐徐下落来到人间。她似乎正在挪动轻盈的步子，从云端里走下来，但又好像凝滞不动，露出期望的表情，晶莹的目光注视着苦难的人间。圣母的表情是矛盾的，悲哀中带着坚定。她知道，这个孩子不仅属于自己，他是被上帝选中的，必将通过走向十字架的牺牲来拯救苦难的世界，尽管抑制不住内心的悲伤，但她还是来了，来为世界送上她唯一的爱子。圣婴肥胖可爱，他依偎在母亲的怀中，但目光里却有着这个年龄的孩子少有的严肃感，似乎他已隐约地预感到未来将会发生什么。帷幕左边身穿金色锦袍的男性长者正是西斯廷教堂的创建者圣西斯图，他脱下教皇的宝冠，虔诚地躬候圣母圣子的到来；右边的年轻女子是圣母的信徒芭芭拉，她恭敬地扭转身来，将手捧于胸前，脸上表现出崇敬与恭顺的神情。画面底部有一根深色的栏杆，这就是教堂的入口，趴在栏杆上的两个充满稚气的小天使睁着大眼睛仰望圣母的降临。

画面对美丽与神圣、爱慕与敬仰都把握得恰到好处，显示出拉斐尔所特有的和谐、圆融、高雅、明快的格调，使人获得一种清新、纯洁、高尚、升华的精神享受。拉斐尔在宗教画中把圣母表现为人世间美丽、年轻母亲形象的化身，使人产生感情的共鸣，体现了端庄、娴静和富于同情心的母性之美，包含着画家对人的崇高品质和纯正感情的赞美。

(2)《梅杜萨之筏》：见图6-7。

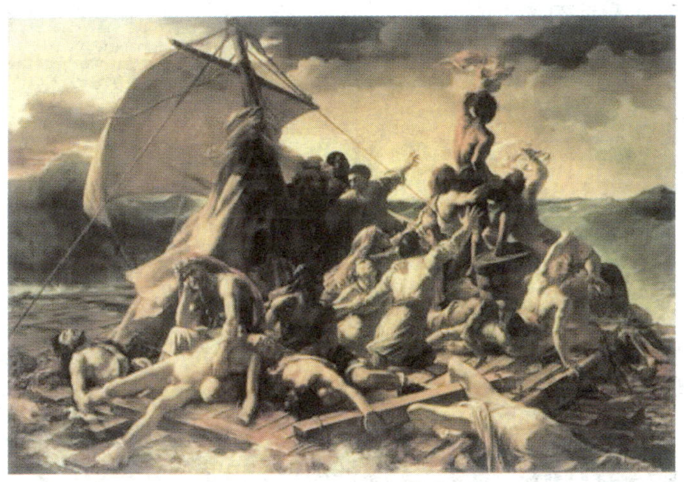

图6-7　《梅杜萨之筏》

【作品赏析】

《梅杜萨之筏》是法国浪漫派画家泰奥多尔·籍里柯于1819年创作的油画，长7.16米，宽4.91米。《梅杜萨之筏》从画面的构图、光线、色彩到人物的动态表情以及丰富的想象力，都是无与伦比的。画家以金字塔形的构图，把事件展开在筏上仅存者发现天边船影时的刹那景象，刻画了遇难者的饥渴煎熬、痛苦呻吟等各种情绪，画面充满了令人窒息的悲剧气氛，开创了浪漫主义先河。

作品取材于历史真实事件。1816 年 7 月，贵族出身的船长肖马雷对航海知识一窍不通，却被法国政府指派驾驶“梅杜萨号”巡洋舰远征非洲塞内加尔，不幸在西非途中搁浅沉没。经过两天无效的努力，船长匆匆带领一帮亲信乘救生艇逃跑，剩余的 150 多人只能利用临时搭建的一只小木筏，漂泊海上逃生。十多天后，淡水食物全没有了，狂风恶浪摧残着人们脆弱的心灵，人们开始绝望疯狂了，甚至互相残杀，啃食死人肉。最后被人救起后，仅存 15 人，但很快又死去了 5 人，这次惨案共死亡 140 多人。如此的悲剧，引起了路易十八政府的恐慌，想方设法遮掩真相，仅在报纸上发一条简短的信息，军事法庭轻判船长降职和 3 年短刑，此事激起了幸存者的愤怒，他们不顾一切，将事实真相向世人公布，在全世界产生了激烈的反响。

画家泰奥多尔·籍里柯抓住这一重大事件，把它作为重要的创作素材，亲自至西非沿海，观察和体验那里的天空和海洋，拜访海难的幸存者，把自己的构思画成草图。为真实反映这场惨剧，他到医院里去观察重危患者垂死痛苦的惨状，对黄疸患者进行写生，把真实的尸体画到作品中，木筏是他聘请的幸存者中的木匠扎制的一个小模型。总之，一切从真实再现出发。用三角形金字塔的构图，再现了最后绝望时刻最令人震颤的场景。

在画面上，船帆与木筏上的幸存者正好构成一个三角形，成为画面的中心，向观众明白展现出木筏在海上飘荡的情景。有的人已经死去，有的人奄奄一息，有的人抱着亲人的尸体陷入沉思……而一堆振臂向前的人冲破了稳定的大三角形的束缚，又构成一个动荡、富于激情的三角形。他们一个推一个，直到最高处的人被高高举起，挥舞着一块红巾。顺着他们呼喊的方向，细心的读者能够在远处的浪尖上发现一个细微的船影，与迫在眼前的死亡相比，它意味着生的希望。而画家有意在背景上画一风帆，逆风将木筏往后吹行，这就造成了遇难者向往救生船的心情和逆风逐渐将木筏往后吹的现实造成对立的紧张气氛。

(3)《山径春行图》：见图 6-8。

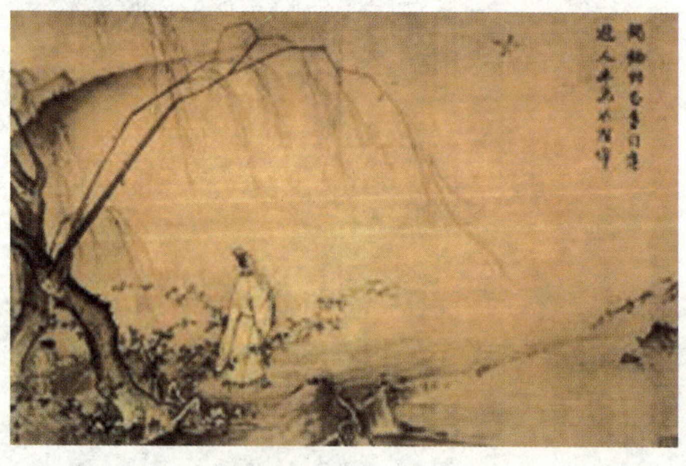

图 6-8 《山径春行图》

【作品赏析】

南宋著名画家马远的《山径春行图》是一幅山水、人物占有同等比重的作品，表现文人士大夫徜徉于山水的雅兴，从而刻画其闲适高逸的精神面貌。

画面描绘的是风和日丽的二月仲春天气，一位头戴沙帻，身着春衫的文人正漫步于山野，山路上生长着高柳及花树，路侧溪水潺潺，一对黄莺欢快地飞舞栖止于晴空柳梢之间，幽静美丽的景物仿佛引发了文人的诗性，他捻胡而立，意态悠然，若有心会。一个童子携琴紧随于主人身后。画面笔墨相当简约，但所有形象都带有浓郁的感情色彩，造型及章法上渗透着作者的高度的匠心。那盘根生长的树干，茁壮而枝条稀疏轻柔的春柳和丛生的花树配置在一起，高低俯仰错落有致，传达出春到人间的信息。画面上大片空白突出了随风飘扬的柳丝和飞鸣于其间的黄鹂，与文人的情感产生呼应和共鸣。加上清澈的溪流，鲜明地刻画出了春天的明媚。这里没有世事的纷扰和市井的尘嚣，可以摆脱一切俗物而尽享林泉之乐，神驰于山水之间。《山径春行图》富有诗意地反映了一些贵族士大夫追求和向往的生活情趣。

（二）雕塑艺术的美

1. 雕塑艺术的审美特征

（1）雕塑艺术的高度凝练性与概括性：雕塑与绘画不同，它不便于表现复杂的事件、场面，因此它不宜直接展示人物之间、事物之间以及人物与环境之间的复杂关系。雕塑的这一特点常常使雕塑家运用象征、寓意等手法，以单纯、简洁的形象去追求以小见大、以少见多的艺术效果。即于单纯中见丰富，以有限的体积表现"无限"的内容。它和绘画一样要选择那些具有概括的、典型意义的一瞬间，选择"最富于孕育性的那一顷刻"，以静态的造型表面运动，表现广阔而丰富的社会生活和精神世界。

（2）雕塑是一种环境艺术：优秀的雕塑能成为一个城市的标志。举世闻名的自由女神像，高高地耸立在纽约港口的自由岛上，象征着美国人民争取自由的崇高理想，也象征着美国人民对美好生活的向往与追求。城市雕塑是一种环境艺术，它与周围的建筑、亭园、绿化等环境组成一个和谐的整体，取得相得益彰的艺术效果。我国珠海市海面上高达 9 米的花岗石雕《珠海渔女》，与周围的大海、远山自然结合，造成了浓郁的抒情气氛。日本箱根的"雕刻之森"野外雕塑公园，是闻名世界的旅游胜地，陈列了数百件世界雕刻名作和日本雕塑家的优秀作品。雕塑家巧妙地使雕刻与大自然融为一体，每件雕塑都安排在恰当的环境中，从而使雕塑的艺术魅力得以充分发挥，而这些雕塑反过来又使那一片山谷更加丰富多彩，犹如画龙点睛，倍加生动，使人置身于艺术的海洋里。

2. 雕塑艺术作品赏析

（1）《拉奥孔》：见图 6-9。

【作品赏析】

该雕塑作品为大理石群雕，高约 184cm，古希腊雕刻家阿格桑德罗斯和他的儿子波利佐罗斯、阿典诺多罗斯 3 人创作于约公元前 1 世纪。

该雕塑取材于希腊和特洛伊战争的神话传说：拉奥孔是特洛伊城的祭司。由雅典娜诸神庇护的希腊军与特洛伊人进行了十年的战争，但希腊人仍然攻不下特洛伊城。最后神暗示希腊人使用木马计：用一匹巨大的木马放在城外，让奥德赛率领英

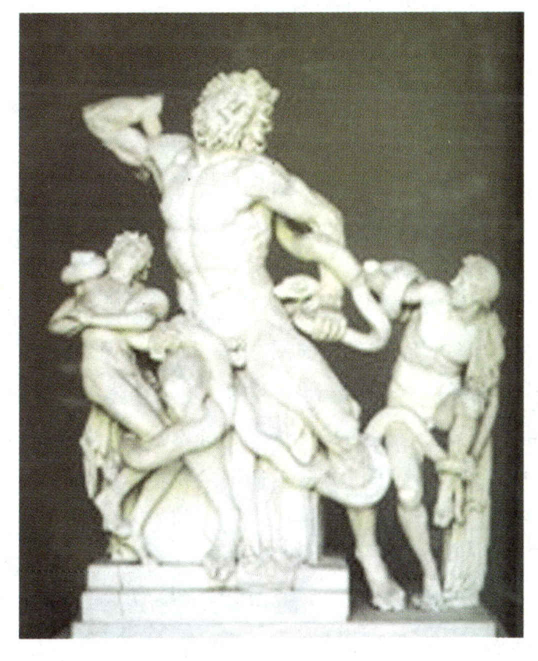

图 6-9 《拉奥孔》

雄们藏入马肚，然后叫全体希腊将士假装撤退，乘船隐蔽到附近的海湾里。特洛伊人以为希腊人撤走了，就打开城门，见到一只巨大的木马，想把它拖进城去。祭司拉奥孔出来警告特洛伊人，不要把木马拉进城，以免中计。这触怒了雅典娜和众神，因为拉奥孔破坏了众神要毁灭特洛伊城的计划。于是雅典娜从海中调来两条巨蟒把拉奥孔和他两个儿子活活缠死。这是一个人与神冲突的悲剧。作为祭司要预示人们避免灾难，这是他的责任。但他违背了神的意志，因而遭到惩罚。

雕像中，拉奥孔位于中间，神情处于极度的恐怖和痛苦之中，正在极力想使自己和他的孩子从两条蛇的缠绕中挣脱出来。他抓住了一条蛇，但同时臀部被咬住了；他左侧的长子似乎还没有受伤，但被惊呆了，正在奋力想把腿从蛇的缠绕中挣脱出来；父亲右侧的次子已被蛇紧紧缠住，绝望地高高举起他的右臂。那是3个由于苦痛而扭曲的身体，所有的肌肉运动都已达到了极限，甚至到了痉挛的地步，表达出在痛苦和反抗状态下的力量和极度的紧张，让人感觉到似乎痛苦流经了所有的肌肉、神经和血管，紧张而惨烈的气氛弥漫着整个作品。

雕刻家在作品的构图上有着精心的安排，作品呈金字塔形，稳定而富于变化，3个人物的动作、姿态和表情相互呼应，层次分明，充分体现了扭曲和美的协调，显示了当时的艺术家们非凡的构图想象力。

(2)《大卫》：见图6-10。

【作品赏析】

《大卫》是意大利文艺复兴时期伟大的雕塑家(画家)米开朗琪罗的代表作，创作于公元1501～1504年，现收藏于佛罗伦萨美术学院。这尊雕像被认为是西方美术史上最值得夸耀的男性人体雕像之一。像高2.5米，连基座高5.5米，用整块大理石雕成。

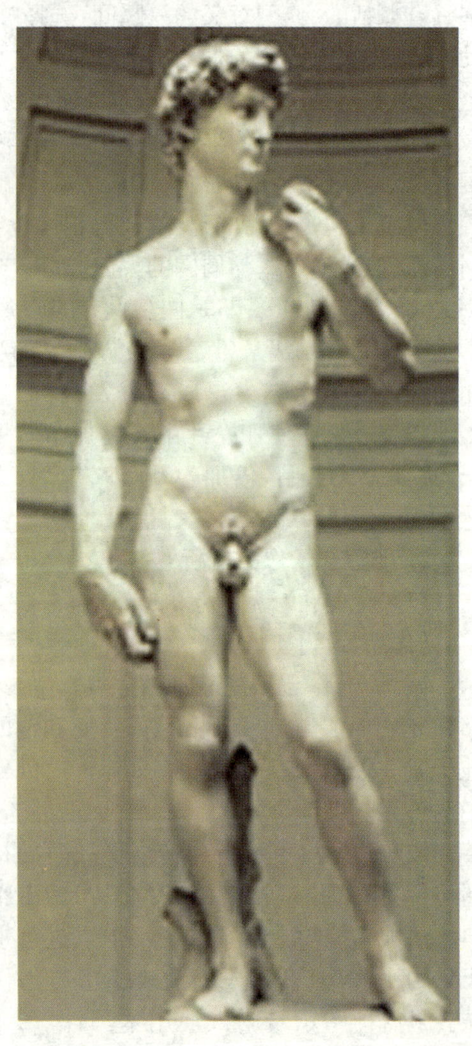

图6-10 《大卫》

大卫是圣经中的少年英雄，曾经杀死侵略犹太人的非利士巨人哥利亚，保卫了祖国和人民。米开朗琪罗没有沿用前人表现大卫战胜敌人后将敌人头颅踩在脚下的场景，而是选择了大卫迎接战斗时的状态。在这件作品中，大卫是一个肌肉发达，体格匀称的青年壮士形象。他充满自信地站立着，英姿飒爽，左手拿石块，右手下垂，头向左侧转动着，面容英俊，炯炯有神的双眼凝视着远方，仿佛正在向地平线的远处搜索着敌人，随时准备投入一场新的战斗。大卫体格雄伟健美，神态勇敢坚强，身体、脸部和肌肉紧张而饱满，体现着外在的和内在的全部理想化的男性美。这位少年英雄怒目直视着前方，表情中充满了全神贯注的紧张情绪和坚强的意志，身体中积蓄的伟大力量似乎随时可以爆发出来。与前人表现战斗结束后情景的习惯不同，米开朗琪罗在这里塑造的是人物产生激情之前的瞬间，使作品在艺术上显得更加具有感染力。他的姿态似乎有些像是在休息，但躯体姿态表现出某种紧张的情绪，使人有强烈的“静中有动”的感觉。雕像是用整块的石料雕刻而成，为使雕像在基座上显得更加雄伟壮观，艺术家有意放大了人物的头部和两个胳膊，使得大卫在观众的视角中显得愈加挺拔有力，充满了巨人感。

（三）建筑艺术的美

1. 建筑艺术的审美特征

（1）技术性：任何建筑物，都是人对自然的加工改造，体现一定的技术与技巧，是技术与艺术的结合，科技的进步促进着建筑艺术的发展。

（2）固定性：建筑一旦建成，就同它所处的环境不可分离。这和其他艺术品可灵活移动、人为改变环境是不同的。

（3）空间性：建筑通过创造各种内外空间来满足人们的生活需求，离开了空间，建筑就失去了它存在的意义。

（4）强制性：在人类创造活动中，建筑是规模最大、最具永久性的艺术品，它以高大触目的形象迫使人们去感受它、欣赏它，并做出审美评价。

（5）综合性：优秀的建筑都十分重视空间序列的展开，还注重雕塑、壁画、书法、工艺等在建筑艺术中的协调作用，显示其思想意蕴，加强审美效果。

2. 建筑艺术作品赏析

（1）《帕提农神庙》：见图 6-11。

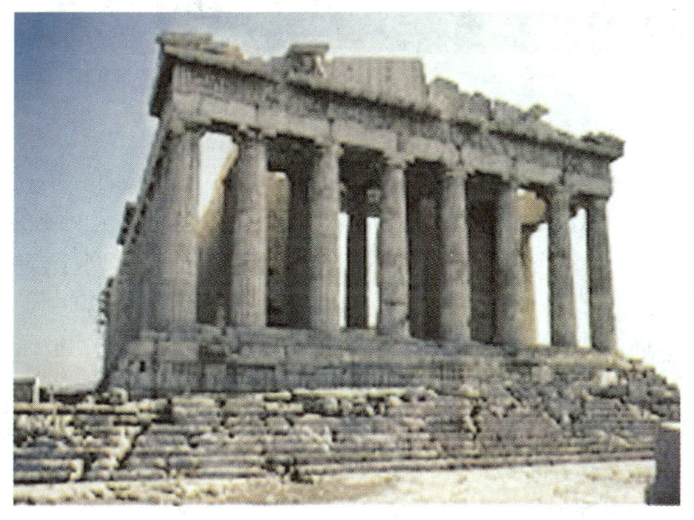

图 6-11 帕提农神庙

【作品赏析】

在希腊首都雅典卫城坐落的古城堡中心，石灰岩的山冈上，耸立着一座巍峨的长方形建筑物，这就是在世界艺术宝库中著名的帕提农神庙。帕提农神庙是供奉雅典娜女神的最大神殿，是雅典卫城最重要的主体建筑。这座神庙历经两千多年的沧桑之变，如今庙顶已坍塌，雕像荡然无存，浮雕剥蚀严重，但从巍然屹立的柱廊中，还可以看出神庙当年的风姿。

帕提农神庙呈长方形，庙内有前殿、正殿和后殿。神庙基座占地面积达 2.3 万平方英尺，有半个足球场那么大，46 根高达 34 英尺的大理石柱撑起了神庙。从外貌看，它气宇非凡，光彩照人，细部加工也精细无比，成为古代建筑最伟大的典范之作。它采取八柱的多立克式，东西两面是 8 根柱子，南北两侧则是 17 根，东西宽 31 米，南北长 70 米。东西两立面(全庙的门面)山墙顶部距离地面 19 米，也就是说，其立面高与宽的比例为 19∶31，接近希腊人喜爱的“黄金分割比”，难怪它让人觉得优美无比。柱高 10.5 米，柱底直径近 2 米，即其高宽比超过了 5，比古风时期多利亚柱式(三种希腊古典建筑柱式中最简单的一种)通常采用的 4∶1 的高宽比大了不少，柱身也相应颀长秀挺了一些。这反映了多利亚柱式走向古代规范的总趋势。

(2)《悉尼歌剧院》：见图 6-12。

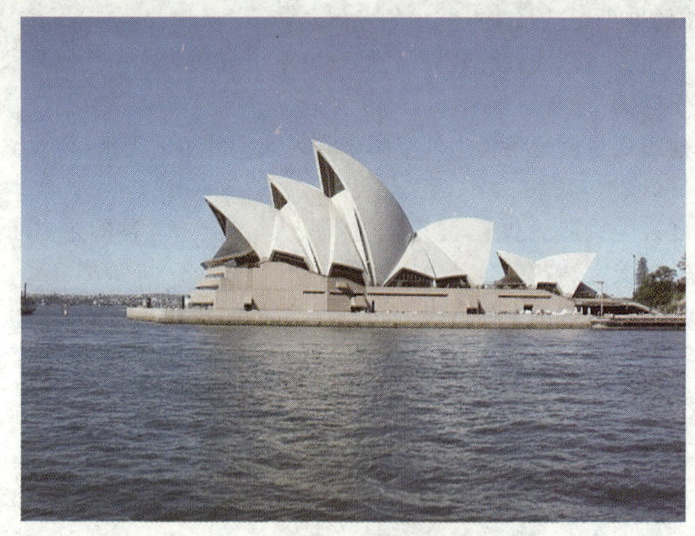

图 6-12 悉尼歌剧院

【作品赏析】

悉尼歌剧院，位于澳大利亚新南威尔士州的首府悉尼市贝尼朗岬角。这座综合性的艺术中心，在现代建筑史上被认为是巨型雕塑式的典型作品，也是澳大利亚的象征性标志。

歌剧院整个分为三个部分：歌剧厅、音乐厅和贝尼朗餐厅。歌剧厅、音乐厅及休息厅并排而立，建在巨型花岗岩石基座上，各由 4 块巍峨的大壳顶组成。这些“贝壳”依次排列，前 3 个一个盖着一个，面向海湾依抱，最后一个则背向海湾侍立，看上去很像是两组打开盖倒放着的蚌。高低不一的尖顶壳，外表用白格子釉磁铺盖，在阳光照映下，远远望去，既像竖立着的贝壳，又像两艘巨型白色帆船，飘扬在蔚蓝色的海面上，故有“船帆屋顶剧院”之称。悉尼歌剧院不仅是悉尼艺术文化的殿堂，更是悉尼的灵魂，是公认的 20 世纪世界十大奇迹之一，是悉尼最容易被认出的建筑，这座建筑已被视为世界的经典建筑载入史册。

(3)《鸟巢》：见图 6-13。

【作品赏析】

“鸟巢”是 2008 年北京奥运会主体育场。是由 2001 年普利茨克奖获得者赫尔佐格、德梅隆与中国建筑师合作完成的巨型体育场设计，形态如同孕育生命的“巢”，它更像一个摇篮，寄托着人类对未来的希望。

设计者们对这个国家体育场没有做任何多余的处理，只是坦率地把结构暴露在外，因而自然形成了建筑的外观。整个体育场结构的组件相互支撑，形成网格状的构架，外观看上去就仿若树枝织成的鸟巢，其灰色矿质般的钢网以透明的膜材料覆盖，其中包含着一个土红色的碗状体育场看台。在这里，中国传统文化中镂空的手法、陶瓷的纹路、红色的灿烂与热烈，

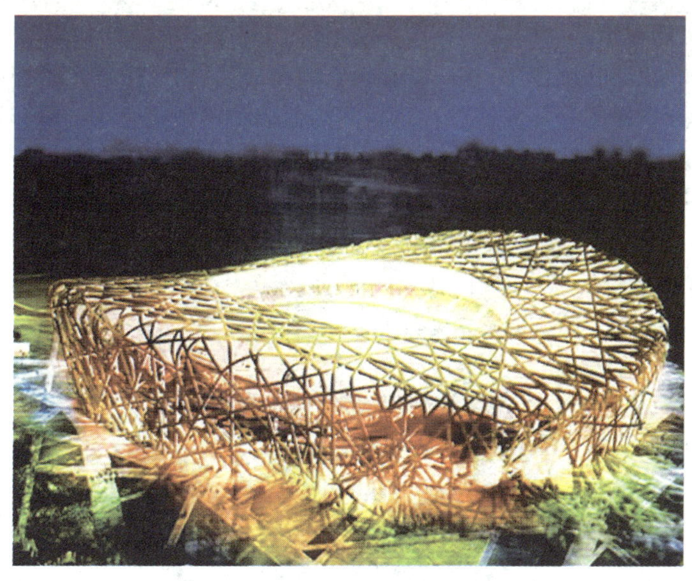

图 6-13　鸟巢

与现代最先进的钢结构设计完美地相融在一起。整个建筑通过巨型网状结构联系，内部没有一根立柱，看台是一个完整的没有任何遮挡的碗状造型，如同一个巨大的容器，赋予体育场以不可思议的戏剧性和无与伦比的震撼力。这种均匀而连续的环形也将使观众获得最佳的视野，带动他们的兴奋情绪，并激励运动员向更快、更高、更强冲刺。在这里，人真正被赋予中心的地位。更为匠心独具的是，“鸟巢”把整个体育场室外地形微微隆起，将很多附属设施置于地形下面，这样既避免了下挖土方所耗的巨大投资，而隆起的坡地在室外广场的边缘缓缓降落，依势筑成热身场地的 2000 个露天坐席，与周围环境有机融合，并再次节省了投资。评审委员会和许多其他建筑界专家都认为，“鸟巢”不仅为 2008 年奥运会树立了一座独特的历史性的标志性建筑，而且在世界建筑发展史上也将具有开创性意义，将为 21 世纪的中国和世界建筑发展提供历史见证。

(四) 摄影艺术的美

1. 摄影艺术的审美特征

(1)纪实性：摄影艺术的纪实性是区别于其他艺术门类的主要特征。摄影都是纪实的，摄影家所拍摄出的照片，只能是正在发生的事物，不可能拍摄尚未出现的事物，因此摄影作品是客观现实生活的直接再现。真实性和形象性是摄影艺术纪实的主要表现方面。

纪实性决定了摄影艺术创作必须依靠有形的客观事物，在现场创作。摄影家要在现场进行构思和构图，直接而迅速捕捉美好事物，创作出典型形象，以寄托摄影家的思想感情。摄影艺术在感性直观上比其他艺术更接近现实生活，往往使人感到特别亲切和易于理解。所以既遵守摄影艺术的纪实性，又通过艺术家审美创造的主观能动性达到摄影艺术的典型性，是摄影成为艺术的关键。

(2)瞬间性：摄影艺术是“瞬间艺术”，这是摄影艺术区别于其他艺术的又一重要特征。它同绘画、雕塑一样，是把客观现实中的事物或事件在时间上的流动和变动凝聚在一点(或固定的画面中)加以表现。摄影艺术形象的瞬间性一般可分为三种类型：①动态瞬间：指客观事物运动过程中的某一点。②神态瞬间：指人物内心变化的某一时刻的面部表情和体态。

③形态瞬间:指人的视角移动引起的客观事物呈现在视像中的空间位置和关系变化中的某一特定组合状态。在实际创作中,这三者有机联系在一起,构成摄影艺术作品完整的瞬间形象体系。因此摄影作品的好坏关键取决于瞬间的抓取和典型化表达。瞬间形象来自客观现实生活,但也是摄影家主观创造的产物。它渗透着艺术家的审美意识、审美理想和摄影造型的处理手段,寄托着艺术家的思想感情,具有较大的艺术概括力和表现力,能充分调动欣赏者的想象。

2. 摄影艺术作品赏析

(1)《希望工程之大眼睛》:见图 6-14。

【作品赏析】

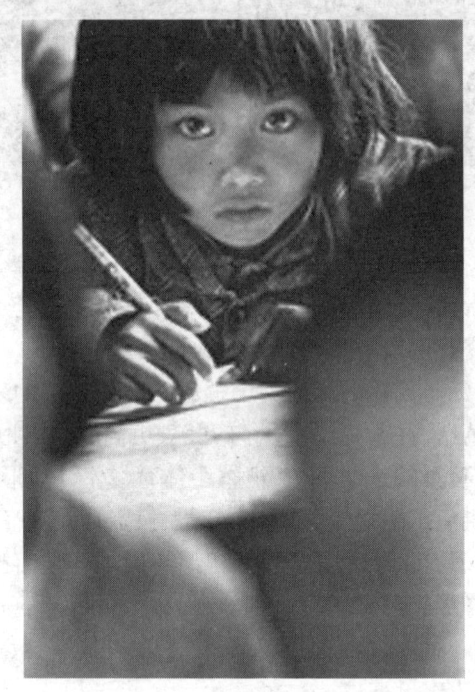

图 6-14 希望工程之大眼睛

7 岁的苏明娟是安徽金寨县桃岭乡张湾小学的一年级学生。1991 年 5 月,中国青年报摄影记者解海龙到金寨县采访拍摄希望工程,跑了十几个村庄,最后来到大别山的张湾小学发现了课堂上的苏明娟,一双特别能代表贫困山区孩子渴望读书的"大眼睛"摄入他的镜头。

画面为一个手握铅笔、两只直视前方、充满渴望的大眼睛小女孩。这双大眼睛,是那样明亮、那样专注。它注视着前方,生怕漏掉老师在黑板上写的每一个字,生怕漏掉老师讲的每一句话……这双大眼睛,闪烁着渴望,充满着忧郁。虽然清晨教室光线并不明亮,虽然她上学前连梳头洗脸的时间也没有,可是就连这样的学习机会她也担心失去……

照片发表后,很快被国内各大报纸杂志争相转载,成为中国希望工程的宣传标志,苏明娟也随之成为希望工程的形象代表。

(2)《奥马伊拉的痛苦》:见图 6-15。

【作品赏析】

1985 年 11 月 13 日,哥伦比亚鲁伊斯火山突然爆发,山上的积雪融化后夹杂着泥石流顺坡而下,几乎吞没了附近的阿麦罗镇,造成了毁灭性的灾难。火山爆发后的第三天,美联

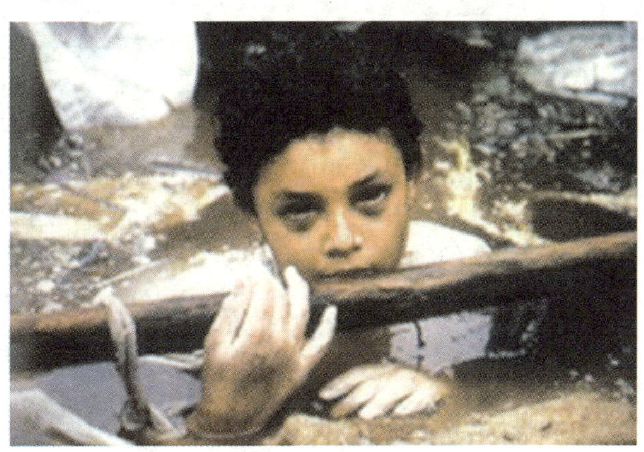

图 6-15 奥玛依拉的痛苦

社的法籍摄影记者富兰克福尼尔赶到现场采访。在现场发现一个叫奥马伊拉的 12 岁小姑娘被两座房脊卡在中间不能自拔，她的脊椎已被砸伤，尽管福尼尔曾经当过外科医生，但此时也无能为力。只有在他拍下小姑娘那美丽而坚强的面孔的同时，不时同她交谈，希望增强她生存的力量和信心。待救护人员赶到时，她已在泥浆里浸泡了 60 个小时了。虽然小姑娘接受了治疗，但还是死了。福尼尔从始至终守候在奥马伊拉身边，一直拍到小姑娘下葬的最后一个镜头。翌年这组照片获第 29 届 WPP 突发新闻系列一等奖，其中充分表现小姑娘横遭灭顶之灾时仍能保持神情镇定自若的这张被评为 1985 年年度最佳新闻照片。

(3)《悲痛与关切》：见图 6-16。

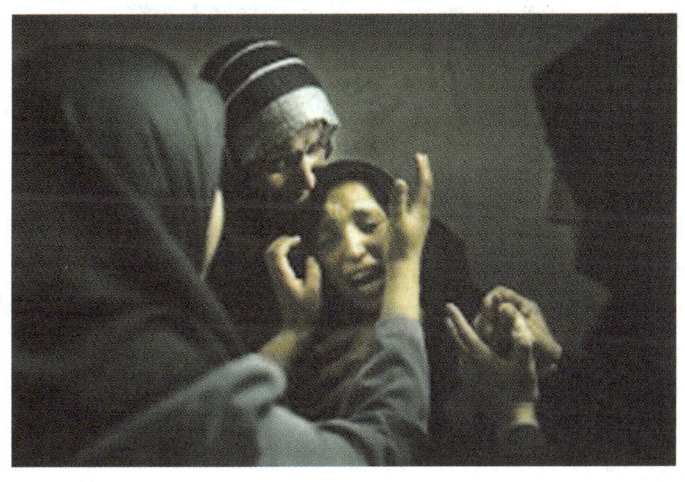

图 6-16 悲痛与关切

【作品赏析】

这是一幅精彩生动的人文纪实新闻作品，由荷兰摄影师杰里·兰彭于 2003 年 11 月 27 日在加沙地带中部一犹太人定居点内拍摄，照片获得 2004 年世界新闻摄影比赛(荷赛)一般新闻类一等奖。

画面中，一名妇人表情痛苦，悲痛欲绝。她身旁的三名头戴黑纱的妇女伸出双手，安慰着画面正中哭泣的妇女。画面采用虚实结合的摄影技巧，前景中的两名妇女被巧妙地虚化，令画面正中的妇女格外突出。在构图上，作者把主体——痛哭的妇女放在了正中心，并且把配体巧妙地融入前景与背景，画面并不显得呆板。在构思上，构图开放，前景中的几个妇女的动态把握得十分精彩，她们的眼睛好似在注视着画面中哭泣的妇女，或是传递着内心的情感，引发了人们的联想和深思。这幅作品色调偏冷，勾勒出了一个异常凄惨的气氛，包括人物的肤色、衣着色彩、背景墙面等部分，都创造出一种阴冷的氛围。这幅作品的内涵在于对悲痛的诠释，作品中所表现的悲痛的场景就是在引发人们对和平的思考。

四、综合艺术的美

（一）舞蹈艺术的美

舞蹈是古老的艺术形式之一，在原始社会，原始舞蹈主要是模仿动物、再现狩猎的过程。人类在石器时代就会敲竹击石，踏着简单的节奏进行连续的动作。春秋以前，诗、乐、舞就融为一体。《乐记》记载：诗，言其志也；歌，咏其声也；舞，动其容也；三者本于心……意指诗，表达人的志趣；歌，唱出人的心声；舞，表现人的体态仪表。诗、歌、舞三者都是对人的内心感情的表达。这说明舞蹈早在人类的少年时期，在社会的精神活动中已占据重要的地位，所以舞蹈被誉为“艺术之母”。

舞蹈是以经过提炼、组合和美化了的人体动作姿态为表现手段，表达审美感情和反映生活审美属性的艺术形式。通常表现为：在一定的空间(如舞台或广场)内，以单独或若干个表演者通过连续的动作过程和不断变化的队形画面，结合音乐、美术、道具等塑造艺术形象。

1. 舞蹈艺术的审美特征

(1)舞蹈艺术的动作性与综合性：舞蹈把人体作为表现的手段，在一定的节奏中连续动作，离开动作，当然谈不上舞蹈。舞蹈又是综合艺术，舞蹈艺术离不开文学、音乐、美术、武术等艺术部门。著名舞蹈艺术家吴晓邦说：“好的舞蹈和舞剧，产生于好的文学，把文学作品变成视觉和听觉综合的艺术，弥补了文学表现上无法解决的缺陷……”舞蹈离不开音乐。自古以来歌舞不分家，歌舞长相随。视觉的舞蹈与听觉的音乐互为补充，共同创造直观、可感、生动的艺术形象。

(2)舞蹈艺术的抒情性与节奏性：舞蹈的抒情特征，在于它是以人体的动作、表情来抒发感情，它能表达文学、歌唱、语言所难以表达的，而只有通过手舞足蹈才能抒发的来自内心深处的情感与欲望。舞蹈动作的一个重要特点，就是经过提炼，将人体动作节奏化。不同的节奏节拍形成舞蹈不同的动律风格，表达不同的情绪和情感。快速而强烈的节奏多表现欢快、热烈的情绪；缓慢而深沉的节奏多表现忧郁缠绵的感情。因此人们常说节奏是舞蹈的灵魂，是舞蹈的生命，它能够赋予形体动作神韵和魅力，增强构图画面的动律感和生命力。

2. 舞蹈艺术作品赏析

(1)《千手观音》：见图 6-17。

【作品赏析】

在 2005 年春节联欢晚会上，中国残疾人艺术团出演的舞蹈《千手观音》震撼了每一位观众。

舞蹈《千手观音》运用佛教丰富多彩的手势，以精致造型的运用来突出表现舞蹈的形式美。庄严的音乐中，21 位聋哑姑娘穿着金黄色外衣、戴着高高的头饰出场，用形体展示着观音的美丽。辉煌的舞台中心，在神圣的音乐伴奏下，21 位演员纵列叠加，由一名演员在队前静止模仿观音雕像，身后数十名演员的手臂左右摆动出不同高度的手臂姿态，在灯光配合

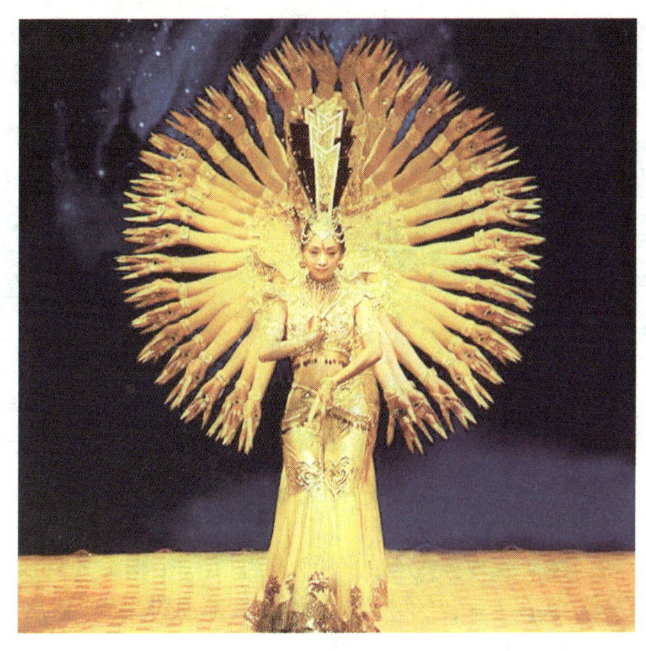

图 6-17 千手观音

下，宛若一尊“金佛”屹立于舞台之中，惟妙惟肖。在这一造型上，随着音乐节奏变化，“观音”的左右手交替伸出，依次抖动，舞蹈演员的金指在灯光中闪闪发光，光芒四射，千手变幻的过程让人如幻如影，激动不已，无限美景尽收眼底。

在 4 位口语老师的指挥下，演员们的每一个动作都与音乐的节奏严丝合缝，整齐划一的动作展示了一个个造型极其优美的姿态，将舞蹈演绎得美轮美奂。她们犹如一阵清风，在无声的世界中演绎着令人感动无语的舞蹈。金色霓裳的绚烂伴着姑娘们舒展安详的舞姿，将观音的神圣高贵、雍容大气体现得淋漓尽致。

《千手观音》是由残疾人作为“特殊艺术”主体而创作的，它体现了艺术美和人性美，观音的至真、至善、至美与“慈与爱，美与善”的深刻主题，更体现了作为残疾人艺术家的自强不息的精神。演员们表现出来的那种恬静、优美和自信，很难让人们相信他们是一群无法聆听音乐的聋哑人。她们用优美的身段和婀娜的体态表现着无声世界的韵律与美感，用端庄的容貌和天使的微笑透出心灵的祥和与美德，实现了人体与灵魂、形式与内容、人为与人格完美的结合。

(2)《雀之灵》：见图 6-18。

【作品赏析】

《雀之灵》是著名舞蹈家杨丽萍自编自演的女子独舞。首演于 1986 年，久演不衰，家喻户晓。

在温婉的音乐声中，杨丽萍渐渐出现。她的长裙洁白胜雪，服顺地贴着。远远地，仿佛就是一只不食人间烟火的孔雀，高贵优雅的孔雀：它迎着晨曦，踏着露珠，轻梳羽翅，随风起舞；它时而宁静伫立，时而侧身微颤，时而慢移轻挪，时而跳跃飞奔……它那美丽的倩影，映衬在初升的太阳的圆形光环之中，那高洁、纯真、富有生命激情的形象，是真、善、美的化身。

《雀之灵》有着傣族舞蹈的风格，有着其内在的旋律和美感，但有超越其外在形态的模

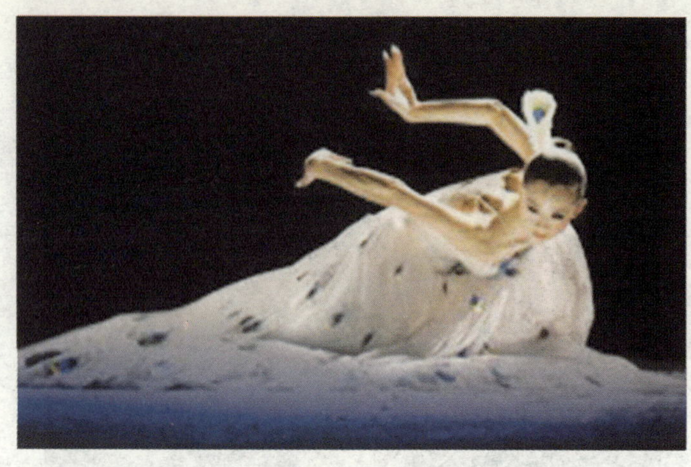

图 6-18 雀之灵

仿，将孔雀的形象惟妙惟肖地展现在观众的眼前，创生出一个精灵般高洁的生命形象。在动作编排上，杨丽萍充分发挥了其舞者的艺术表现能力，她通过手臂、肩胸和头部的闪烁性动作，造成了神奇、幽深的意境；用其修长、柔韧的臂膀和灵活的手指变换，把孔雀的昂首引颈的静态美和细微的动态感表现得栩栩如生，让观者体会到孔雀生命的活力和其蓬勃向上的精神，让人感受到生命的闪烁和舞动。舞蹈《雀之灵》没有生搬硬套傣族舞蹈的风格和动作，而是抓住了其内在的动律和审美，依据情感和舞蹈形象的需求，大胆创新，吸收了现代舞充分发挥肢体能动性的优点，创编出新的舞蹈语汇，动作灵活多变，富有现代感，更符合当代人的审美需求。舞蹈中，杨丽萍完全把自己融入在翩翩起舞的孔雀中，仿佛自己已化成了一个精灵，跃动着，放飞了自己的生命，完全摆脱了矫揉造作的外在情感，真正地反映了民间舞之"魂"。

（二）电影、电视艺术的美

电影和电视艺术是综合了戏剧、文学、音乐、美术、舞蹈等各种艺术形式，借助现代摄影、录音等科学技术手段而产生并迅速发展起来的综合艺术。电影拍成后，可以大量印制拷贝，在各地影院或电视台同时放映，供成千上万人观赏；电视剧可以通过电视台送往千家万户，更迅速地与广大观众见面，发挥它的审美教育作用。

电影、电视艺术所表现的美是多方面的：从创作上看，有摄影、表演、剪辑、音响等；从表演形态看，又有画面、节奏、音乐等。此外，欣赏者还应懂得电影、电视的以下几个主要特点：

1. 蒙太奇手法的运用 蒙太奇一词来源于法文，本是一个建筑学上的术语，意为构成、装配，后转引为电影艺术术语，意为剪辑、组合，是影片构成形式和构成方法的总称。人们在电影、电视中经常可以看到这样的画面：一位战士被敌人押上刑场，接着是一片尘土飞扬——战士的同伴在策马飞驰赶赴营救；接着是墙上的挂钟"滴答"地敲打着……这样不停地重复交替，节奏越来越快，表现了一个扣人心弦的紧张情节。这就是蒙太奇创造的艺术效果。

在影片制作中，先根据文学剧本提供的内容，经过"分镜头"处理，然后再按创作构思，把这些不同的镜头（画面）有机地剪辑在一起，使它产生连贯、对比、联想、衬托、悬念及各种节奏效果，从而组成一部表达一定思想内容、具有艺术性、为欣赏者理解并能激起欣赏者美感的影片。这种把各镜头组织、剪辑起来的手段，就是蒙太奇艺术方法的运用。它能使观众得到一个明确、生动的印象，并富有节奏感。电影蒙太奇，除了画面与画面的组合外，还包括画面与音响、色彩等相互之间的组合关系。即音响蒙太奇、色彩蒙太奇。如电影《大红灯笼高高挂》中对夏、秋、冬不同色彩处理，就很好地反映了颂莲不同的境遇和她心情的变化。

2. 掌握时空的灵活性 正因为电影、电视拥有蒙太奇的表现手法，所以影片中那“上下几百年、纵横数千里”的时空表现，使其他艺术望尘莫及。

银幕时空比起戏剧、摄影、绘画、文学等艺术来，更直接、更真实地再现现实。文学是在时间上展开的艺术。文学在叙述故事时，是按照时间的推移，把情节和事件逐点写出，然而在每一个点上的具体形象，则要由读者自己去想象构成。绘画是在空间展开的艺术，画家往往是抓取生活中的瞬间，将空间场面的全貌表现出来，至于这个空间形象的时间流程，它又无法表现，需要观赏者自己去想象和补充。电影可以把文学和绘画结合起来，成为一门时空结合的艺术。在银幕上，既可以表现具体可见的场面，又可以表现出情节发展的时空流程。如前一个镜头是纷纷扬扬下着的大雪，第二个镜头是冰河解冻，接着是桃花盛开，仅仅几秒钟的时间，就表现了季节的变换。电影、电视所创造的时间效果是离不开空间变换的。如人们看一个企业领导拿起公文包去上班，第三个镜头是他拿着公文包回家。中间插入一个他在国外一家大公司里谈话的镜头。这些镜头组合后压缩了现实中的时间。有时时间是被延长的，如一颗定时炸弹眼看要爆炸，观众十分着急，可剧中人物还要做许多事情，然后在爆炸前的一瞬间才予排除。电影、电视时间的灵活性所带来的表现生活的多样性、表现容量的宏大性是任何一种艺术形式无法比拟的。

3. 电影、电视是动态的视听艺术 电影、电视艺术是一种视听结合的动态的艺术，离开可见的、活动的银幕形象，电影、电视艺术就不存在了，所以动态的视听特征是电影、电视艺术的一个重要特征。电影、电视的蒙太奇手段所创造的时间和空间上的自由是其他艺术远不能相比的。

掌握电影、电视艺术的这些重要特征，对人们赏析电影、电视艺术会大有裨益。在欣赏电影、电视艺术时，要联想古往今来、人生命运，体味人生的真谛。当人们领悟电影、电视艺术所创造的意境时，会得到美妙的艺术审美享受。

（李述平）

（一）思考题

1. 简述艺术美的本质及特征。
2. 叙述艺术美的审美功能。

（二）实践训练题

1. 到你所在地的博物馆进行参观，或参观一次艺术展览。
2. 选择一个最让你感动、印象最深或最受启迪的艺术品，写一篇赏析文章。

第七章　形　式　美

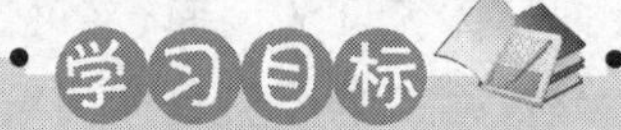

1. 掌握形式美的概念、特征及护理活动中的形式美。
2. 熟悉形式美的构成因素和组合规律。
3. 了解美的形式与形式美。

形式美是美学研究的重要内容之一，也是学习美学、接受美育不可缺少的基础知识，通过学习，可以提高护生感受美、鉴赏美和创造美的能力。护理工作是科学与艺术的结合，护士除了具有丰富、扎实的护理理论知识和精湛的实践技能外，还应具有良好的美学修养，在临床护理实践活动中去感受各种各样的美，用心领悟美的真谛，为护理对象营造出美的服务氛围，为其提供优质的护理服务。

第一节　认知形式美

一、形式美的概念和产生

（一）形式美的概念

形式美有广义和狭义之分。广义的形式美指美的事物的外在形式所具有相对于美的内容的审美特征；狭义的形式美是指构成事物的物质材料的自然属性（色彩、形状、线条、声音）及其组合规律（整齐、比例、均衡、和谐等）所呈现出来的审美特性。

形式美通过人的感官给人以美感，可以引起人的特定想象和情感，成为审美对象。形式美与美的形式之间既紧密联系又有质的区别，形式美是美的某些形式的共同特征，是从美的形式发展而来。美的形式离不开美的内容，而形式美与美的内容之间的联系是间接的、朦胧的，甚至可以脱离美的内容而独立存在，成为一种具有相对独立性的审美对象。

形式美不是纯粹的自然事物，它总是不同程度地表现这样或那样的某种朦胧的意味和人类情感观念，它的形成与发展经历了漫长的社会实践和历史发展过程。通过长期的心理、观念、情绪上的历史积淀，形式美就成为植根于人类社会实践的“有意味的形式”，表现在形式美的感性材料及其组合规律上，美的形式就演变成独立存在的形式美。

（二）形式美的产生

马克思说：“劳动创造了美”。美不是自然事物或社会事物的单纯的自然属性，而是社会实践的产物，美是在社会实践中生成并具有形态属性和价值。远在人类诞生之前，客观事物的自然属性，如形、声、色等和整齐、对称、均衡等组合规律就已经存在，但那时只有形式，没有形式美。人类在不断的社会实践过程中，客观事物的自然形式不断地被发现、被利用，并借助想象和联想，与社会生活和传统观念紧密结合，形式美就在社会实践的历史积淀中逐渐演变而来，进入人类的审美领域。此外，人们在生产劳动中，不仅自然形式得以改变，而且在这种有规律、有目的的改变中，生产工具、生活用具和劳动获得物的加工过程也成为形式美产生的具体渠道。

二、形式美的形式与内容

(一) 美的形式与美的内容

1. 美是形式与内容的独特统一体 世界上的任何事物都是由形式和内容两方面构成，没有无内容的形式，也没有无形式的内容。美同样如此，是内容与形式的独特统一体。黑格尔在《美学》中说："美的要素可分为两种：一种是内在的，即内容；另一种是外在的，即内容借以表现出意蕴和特性的东西。"这里所说的外在的要素就是美的形式。

2. 美的形式和美的内容

(1)美的形式：美的形式是指事物借以表现自己审美价值的外部特点，它对美的事物的存在起着重要的作用。如泰山的美，是由于形态雄峻的山、姿态各异的树等外在形式的存在。美的形式包括内在形式和外在形式两种，美的内在形式是指创作者所想表现的"真"和"善"的内容；美的外在形式是指内在形式的感性外观形态(如线条、色彩、形状等)。

(2)美的内容：美的内容是指美的事物得以成立的内在实质性因素，即美的根据。

3. 美的形式与美的内容的关系 ①美的形式和美的内容是辩证统一的关系，两者相辅相成，缺一不可。②没有美的内容，美的形式不可能独立存在于美的事物中；没有美的形式，美的内容也无从表现。③美的内容是主导性因素，它决定美的形式；美的形式对美的内容有积极的促进作用。④任何美的事物，从形式上说，它是显现人的本质力量的感性形式；从内容上说，它是显现在感性形式中的人的本质力量。如自然美形式胜于内容，社会美内容胜于形式，艺术美和科学美是内容与形式的完美统一，技术美是内容与形式的有机结合。⑤美的形式往往相对独立于美的内容，可直接诉诸于人的感官，使人产生美感。

(二) 美的形式与形式美

1. 两者的区别 ①内容不同：美的形式是显示人的本质力量的感性形式，表现的是事物本身的美的内容，是个别的、具体的、确定的；而形式美所体现的是形式本身所包含的内容，是概括的、朦胧的、宽泛的。并且美的形式与内容是不可分离的，而形式美与内容是可以脱离直接关系的。②存在方式不同：美的形式是美不可缺少的组成部分，是美的感性外观形态，具有独立的审美价值，但不是独立的审美对象；形式美则是独立存在的审美对象，具有独立的审美特性。

2. 两者的联系 一切形式美的组合法则都是人们在审美活动中对现实世界各种美的形式的概括反映，如"对称"法则是对大量具有对称特征的事物(动物对称的身躯、植物对称的形态等)的概括反映。人们对美的感受通常是由美的形式引起的，在长期的审美活动中，人们不断地直接接触这些美的形式，从而使这些形式具有相对独立的审美意义，成为形式美。具体表现为：①两者均是表现在形式上的美的外在显现；②形式美在一定程度上依赖于美的形式；③形式美往往在美的形式上取得感性具体的表现。

（三）形式美的形式与内容

1. 形式美的形式 形式美的形式是从各种具体的美的形式中概括出来的，即是对诸多美的形式之共同特征的抽象，能引起人们的普遍审美感受。形式美的审美特性借助于色彩、线条、形体、声音及其组合规律加以呈现，于是就有了色彩美、线条美、形体美、声音美等具体的形式美。

2. 形式美的内容 形式美的内容是形式本身所体现的某种意义，如红色象征热烈，白色象征纯洁，绿色象征和平等；直线象征刚强，曲线象征优美；方形象征刚劲，圆形象征柔和；整齐象征秩序，均衡象征稳定等。形式美的形式与内容也是相辅相成的关系。

三、形式美的构成

（一）感性因素

1. 色彩 色彩的基本知识：①马克思说过："色彩的感觉是美感中最大众化的形式。"②色彩的美与其物理性质有关（不同的色彩有不同的波长），而且对人的生理与心理有很大的影响。③色彩的不同取决于色彩的三元素，即色相、明度和纯度。④色彩的基本色是红、黄、蓝，可称之为三原色。三原色可任意调配出新的颜色（图 7-1）。

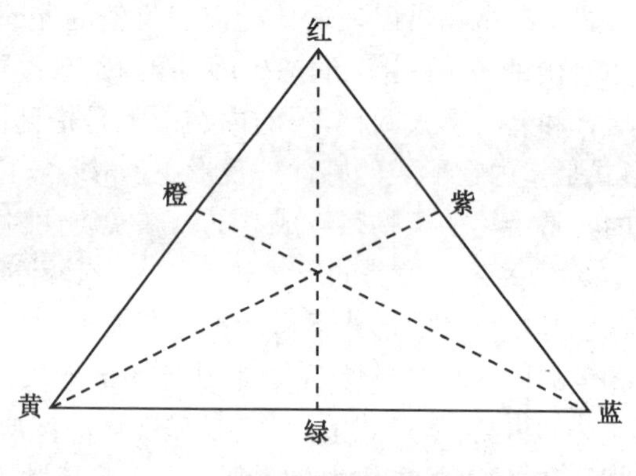

图 7-1 色彩图

色彩的基本色是红、黄、蓝，可称之为三原色。三原色可任意调配出新的颜色，红与黄可调出橙色，红与蓝可调出紫色，黄与蓝可调出绿色，橙、紫、绿可称之为间色，红与绿、黄与紫、蓝与橙互为对比色。

色彩的审美效果主要表现在以下几个方面：

（1）色彩的视觉效果：色彩能给人一种特殊的视觉效果，不同的色彩会使人产生冷暖、轻重、宽窄、远近、大小、薄厚、虚实等不同的感觉。

以红、黄色为主的暖色调，常使人联想到太阳、火焰，给人以温暖的感觉；蓝、紫、绿色为主的冷色调，常使人联想到蓝天、海洋、冰雪，给人以寒冷的感觉；深色会使人产生紧缩感，浅色使人产生膨胀感。一般来说，浅颜色使人感觉远、虚、薄，深颜色使人感觉近、实、厚；同一种颜色，浅的使人感觉轻，深的使人感觉重。人们在搬运同一物品时，黑色包装要比淡绿色包装使人感觉沉重。不同的色彩也会造成不同宽窄感，如法国国旗的颜色由红、蓝、白三种颜色组成，本来三种颜色的宽窄应一样，但制成后总使人感到蓝色太宽、红色太窄，于是他们将红色的面积放宽，把蓝色的面积缩窄，红、白、蓝三色宽度的比例为 35：33：37，这样看上去就使人感觉匀称。

色彩还具有通感现象，对味觉也会产生影响，国外心理学家曾做过实验：在宴会上使用黄色的灯光，使人食欲大增；使用蓝色的灯光，使人食欲大减。

(2)色彩的表情效果：色彩本身不具有感情，但色彩的刺激能使人产生不同的心理效果，具有情感属性。如红色常使人想到火、血，给人鼓舞、感到振奋、使人感觉热烈奔放，活泼热情；白色使人想到冰雪、寒冷，常给人以纯净、洁白、冷峻、空虚乃至恐怖的感觉；蓝色在西方是幸福的颜色，又是绝望的颜色，"蓝色音乐"即悲伤、忧郁的音乐，显得沉重、郁悒、悲哀；黄色显得明亮、欢乐，绿色显得冷静、清爽等。

(3)色彩的象征效果：象征效果不仅具有个人情感意义，还具有社会意义。在我国京剧脸谱中，色彩被赋予象征人物性格的特殊意义：红脸表示忠义，黄脸表示勇猛而残暴，蓝脸表示刚强，白脸表示奸诈阴险，黑脸表示憨直刚正，绿脸表示鲁莽英雄本色，金脸银脸是神圣的象征。色彩审美受个体差异、民族差异、环境差异等因素的影响。如黄色，原来带有神秘高贵的意味，宗教和我国古代帝王皇室用得最多，所以中国自古以黄色为正色，清代还曾以赐黄马褂作为皇帝的一种荣贵的奖赏。因此黄色在中国象征皇权的高贵，而在西方则是下等色。

2. 形体 是指事物的具体可感的外在形态。构成形体的基本元素是点、线、面、体，不同的形体对人的心理产生不同的影响。

(1)点：是形体要素中最基本的元素。在可视图形中，一个点有收敛集中的视觉效果，可以成为画面的焦点，如万绿丛中一点红，起到汇聚、吸引的作用；而散在的许多点会使人产生稳定感。

(2)线：是点移动的轨迹，可以分为直线、曲线、折线。他们的审美特性各不相同。①直线表示刚强、挺拔、稳定，有生气、有力量。在直线中，水平线给人以平静、安稳、庄重之感；垂直线有正直、倔强上升之感；斜线给人一种紧张、兴奋、动势和即将倾倒之感。②曲线表示优美、柔和、流畅、轻盈、优雅，如抛物线有流动的速度之感；双曲线有对称的流动之感；自由曲线有奔放和丰富之感。③折线一般表现为运动过程中的起伏、升降、进退和倾斜，所以往往给人一种动态感、方向感和灵巧感。④不同的线的组合，又有不同的审美特性：垂直线给人以稳定感、均衡感，代表庄重、严肃；水平线代表安静、肃穆；倾斜线带有兴奋、迅速、不稳定的意味，显示出明显的生命感和运动感等。

中国汉字书法是典型的线的艺术，其丰富的点画线条和复杂的形体结构可以产生无穷无尽的变化，表达各种各样的感情色彩。卫夫人《笔阵图》中谈书法的基本笔画时说："横，如千里阵云，隐隐然其实有形；点，如高峰坠石，磕磕然实如崩也；撇，陆断犀象；挑，百钧弩发；竖，万岁枯藤；捺，崩浪雷奔；弯勾，劲弩筋节。"唐朝画家吴道子创造了具有中国特色的佛教壁画模式：吴家样，即在绘画中突出线条的"吴带当风"。吴之线已不是平面轮廓之线，而用来造成立体感之线，他创造了一个纯粹线的世界。

(3)面：线运动成面，面的形态可分为方、圆、三角形，不同的面有不同的审美特性。一般而言：①方形给人以平实、方正、刚强等感觉，因而是一种刚性美；②圆形给人的感觉是和顺、温和、富有弹性，是一种柔性美；③三角形的不同可以使人产生不同的情感：正三角形有稳定感，倒立三角形有倾斜之感，斜三角形有运动感和方向感等。

(4)体：面运动成体，体是点、线、面的有机组合。体分为球体、方体、锥体。古希腊最早的哲学流派毕达哥拉斯学派认为："一切立体图形中最美的是球形，一切平面图形中最美的是圆形。"体的视觉效果与方形、圆形、三角形类似，但更具体、更强烈。

3. 声音 是一定频率的空气振动(即声波)作用于听觉器官并引起听觉感受的结果。实验证明，声音对人的神经系统、血液循环、呼吸等生理活动都有一定的影响。声音的频率、振幅和波长的变化组合，可以引起人昂扬、低沉、热烈、轻松、悲哀、欢乐、恐惧、愉悦、宁静等各种情绪反应，这使得本无情绪因素的外物由于发出不同的声音而染上人的感情色彩。节奏和旋律也是构成声音这一形式美的重要因素，以声音为媒介的音乐艺术可以激发人的情绪和情感。因此在现代医学中，音乐疗法已成为一种有效的医疗手段。

(二) 组合规律

1. 整齐 是形式美最简朴的组合规律，它是指各种感性物质按照同样的方式组合或重复出现而构成的整齐划一的形式美。整齐包括单一和齐一两个方面。

(1)单一：指事物的单纯一致。可以是颜色的单纯一致，可以是形状的单纯一致，也可以是声音的单纯一致。颜色的单一，如皑皑的白雪覆盖原野，到处银装素裹；形状的单一，如公路两旁的护道树；声音的单一，如寂静无声、战士们行进中的步伐声、泉水叮咚声、溪流潺潺声等。

(2)齐一：指以特定形式因素组成一个单元，并按照一个统一规律重复组成。齐一的具体形式包括简单的重复和错杂的重复两种。简单的重复是指完全一致的物质材料以相同的方式排列；错杂的重复是指由不完全相同的物质材料以大致相同的方式重复。单纯一致和简单的重复由于缺少丰富的变化在形式上显得单调，容易造成审美疲劳，因此应运用错杂的重复和有层次的变化，使形式错落有致，富于变化和活力。如阅兵式时，既有行列和步伐的整齐一致，又有队形的转变和各异的服装色彩，在整齐中求变化(图 7-2)。

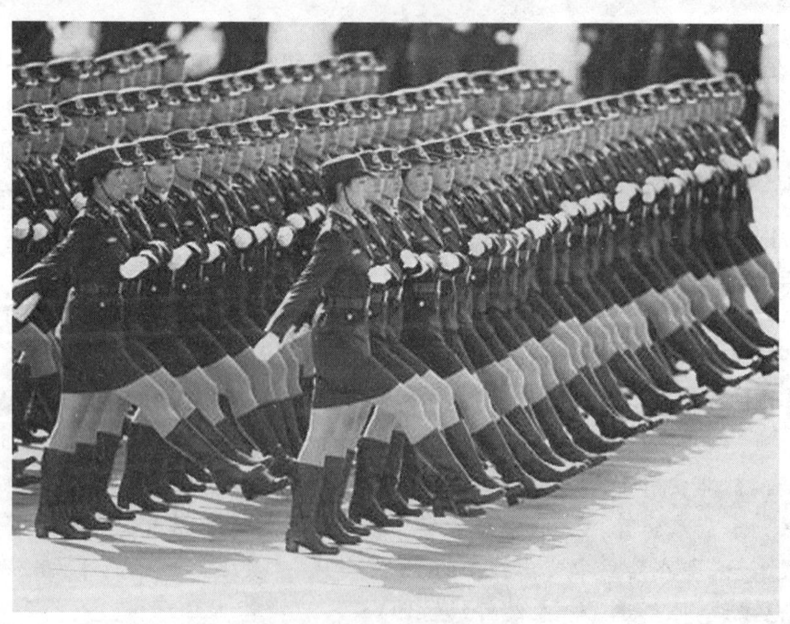

图 7-2 整齐的阅兵方阵

阅兵方阵既有行列和步伐的整齐一致，又有队形的不同转变和各异的服装色彩，在整齐中求变化，变化与整齐配合应用，在变化中克服整齐的呆板，显得灵活生动，错落有序。

2. 比例 是事物的形式因素在局部与局部、局部与整体之间的恰当的数量关系。达·芬奇说过，美感是建立在部分之间神圣的比例上。如中国绘画中有“丈山、尺树、寸马、分人”之说；人体有“立七、坐五、蹲三半”等比例关系。合适的比例事物会给人以和谐、平衡、舒适的美感。目前，实践中运用最多的一个比例是黄金分割律。黄金分割律是数学中的一个比例关系，也叫“外中分割”，比值约为 1∶1.618。

最早发现黄金分割律的是古希腊毕达哥拉斯学派，他们侧重于从数学关系中去探求万物的来源与美的规律。德国数学家阿道夫·蔡辛曾断言：宇宙万物，不论是花草树木，还是飞禽走兽，凡是符合黄金分割律的事物总是最美的形体。黄金分割率被广泛应用于生产、生活和艺术创作的各个领域，如图书、国旗、照片、邮票等长宽尺寸，一般都符合黄金分割律。一个陶瓷设计师依照优选法去验证这个比例，发现很多流行的陶瓷器皿的颈与身、高与宽、口与底的比例大都接近黄金分割律。摄影艺术中讲究将一张胶片分为九个黄金点，相片主体位置越靠近黄金点，形象就越突出。

黄金分割律的美也是相对的，要根据不同条件，作具体分析后加以灵活运用。

礼堂的大门，往往在宽度上大大超过它的高度，虽不符合黄金分割律，但却便于人群的进出，也被认为是美的。但如果在同一场合过多地使用黄金分割律，反而会使人感到单调呆板。在艺术创造时，为了某种表现的需要对形体的某些部分加以夸张是完全可以的，有时甚至是十分必要的。如米开朗琪罗就往往把雕像的身躯塑成头长的 9 倍、10 倍乃至 12 倍，目的是为了创造在自然形象中找不到的理想的美，如他的代表作《大卫》(图 6-10)，从来没有人怀疑过它的美的典范性。

美的形体大多符合黄金分割律，但符合黄金分割律的形体并不一定都美。因为美除形式之外，还有其形式所不能代替的内容。

3. 均衡 两个以上的物体，环绕一个轴心组合在一起，两边平衡，称为均衡。均衡给人以安定、愉快的感觉，也给人以美感。均衡有两种形式：

(1)天平式均衡：是规则的均相等衡，也叫对称，这种均衡其轴心两边的重量、形状和距离都完全相等。对称分为左右对称、上下对称、点对称三种形式。自然界大多数生物的形体结构均是对称的，如植物的叶子、立正的人体、动物的头角等。对称形式被普遍应用于建筑艺术创作中，如北京故宫、埃及金字塔、法国的凡尔赛宫等。

(2)杠杆式均衡：也叫不规则的均衡，被我国画家潘天寿称之为“得势的均衡”，“大的、重的东西，可放靠近支点的地方，而小的、轻的东西，可放离支点较远的地方，此理亦即平衡。这种平衡不是靠相等的重量得到的，而是靠不等的距离得到的。”也有人将此称为“代替的对称”，因其隐含着对称的原则。古希腊雕塑家坡留克来妥斯所写的《法则》，书中谈到了人的最优美的站立姿势应该是把全身的重心落在一条腿上，使另一条腿放松，这样为了保持人体重心的稳定，整个身体自然而然地形成一个“S”形转折，形成人体轮廓的线条美。

4. 节奏 是事物有规律的运动所造成的变化之规律性重复。自然界中，寒暑往来、日月交替、潮起潮落、生命更迭等都是节奏；社会中，每一个朝代由上升到衰败，每一个阶级由新兴到没落等，也是节奏；艺术中，音乐的节奏表现最为突出，如瓦格纳的《婚礼进行曲》能够让人感受到婚礼的神圣与美好，肖邦的《葬礼进行曲》能够让人黯然泪下，诗歌、舞蹈、戏剧、小说、影视也无一不包含节奏。建筑是“凝固的音乐”、“无声的音乐”，它以高低疏密、错落变化的形式在视觉上造成一种节奏感。

5. 和谐 指事物与事物或事物本身各方面之间配合协调完美，也就是多样性的统一，体现“寓变化于整体”的审美效果，包括对比与调和两种基本状态。

(1)对比：是指具有显著差异的形式因素之间的对立统一。把明显对立的色、形、声放在一起，起到相辅相成的效果。

自然界中，蓝天与白云、红花与绿叶形成对比；人类社会中，先进与落后、表扬与批评形成对比；艺术中的对比较自然、社会中的对比更集中、更强烈，可以突破时空局限来展现和谐美，如杜甫诗句“朱门酒肉臭，路有冻死骨”，寥寥数字，就把封建社会的贫富差异揭露得淋漓尽致。色彩的浓与淡、冷与暖，光线的明与暗，线条的粗与细、曲与直、长与短，体积的大与小，质量的重与轻，位置的高与低、远与近，声音的长与短、强与弱等，若适宜地排列组合，会收到浓淡相宜、明暗有致、修短合度、大小调谐、强弱相济的良好效果。

(2)调和：是指没有显著差异的形式因素之间的协调统一，是一种渐变的协调，不构成强烈的对比。

以色彩为例，从蓝到红，中间有紫色、蓝红、紫红等过渡色；从红到黄，中间有黄红、橘红、红黄等过渡色；从黄到蓝，中间有绿黄、绿、绿蓝等过渡色。这些过渡色是处于同一色相的颜色，它们之间互相搭配，呈现一种渐变的和谐。诗歌中格律、意象、情感的和谐；音乐中节奏、音调、旋律、情感的和谐；绘画中线条、比例、色调的和谐；自然中飞流与峭壁的和谐；社会中高尚情操与优美的仪表、校园环境与文明言行的和谐，均属于调和。除了这种形式上的调和之外，还有一种内涵上的调和，即观念上的调和。如根据场合转换自身社会角色、根据社会角色变换言行打扮。喜庆的场合可以打闹嬉笑、穿得花花绿绿，而严肃的场合应该肃穆、素雅。

(3)对比与调和：调和庄重，使人感到融和、协调、赏心悦目；对比活泼，使人感到鲜明、振奋、惊心动魄。调和与对比应互相配合运用，并均要有变化，在变化中显示和谐之美。

随着现代科学技术的飞速发展，人们对美的事物不断地发现与创造，形式美的规律也将不断深化，只有各种规律协调运用，互相补充，才能使形式美显得绚丽多彩。

第二节 品味形式美

一、形式美的特征

(一) 形式美的象征性

形状、色彩及其组合规律经常被用来表征某种特殊的意义，成为一种符号标志，这就是形式美的象征性。

政治生活中的国旗、国徽，经济生活中的商标，宗教生活中的教符等都是运用形式美的象征性而设计的。国旗象征一个国家，代表国家的尊严，具体的颜色和图案都有独特的象征内涵。我国的五星红旗，左上角的四颗星拱卫着一颗大五角星，象征中国共产党领导下的各族人民大团结；美国的星条旗，由红白相间的13个横条和50颗星组成主体图案，象征美国独立时的13个州和今天的50个州。著名的曼哈顿银行的行徽，其内部是一个正方形，外围是一个八边形，四周宛如以坚固石块砌成，这种以中心为对称的图形象征镇定自若、紧凑连贯、稳健可靠的商业内涵。形式美的象征性，是形式美与社会生活的某一方面相互作用，使形式因素的表情性具体化的结果。

（二）形式美的抽象性

形式美是生活形象的高度概括，是“抽象的具象”，这就是形式美的抽象性。

形式美独立地成为人们的欣赏对象，是经历了一个从美的形式逐渐脱离美的内容而独立发展的过程。在这个过程中，人们在头脑里形成了某种特殊的形式感，这种形式感又反过来促使形式的特性和规律摆脱具体的内容，而获得更自由的表现，从而使事物的形式逐渐演变为抽象形式，走向图案化、格律化、规范化。原来属于具体事物的形式，变成了单纯的线、色、形等形式元素的有规律的组合。如中国文字的演变就经历了从象形文字逐渐抽象化至现代汉字的过程（图 7-3）。抽象性特征使形式美感具有很大的不确定性。

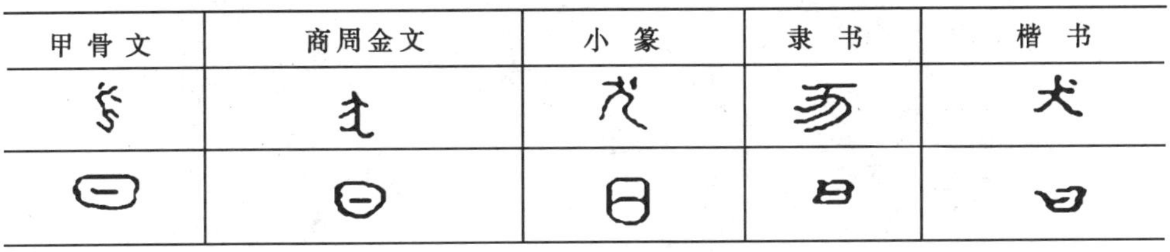

甲骨文	商周金文	小　篆	隶　书	楷　书
				犬
				日

图 7-3　文字抽象性及演变过程

古老的汉字生生不息，从文字体系的甲骨文到现代的汉字符号，其间经历了漫长的历史过程，人们在长期的生产实践中，出于记载和信息交流的需要，原始图画符号通过八卦、契刻等原始记事方式，从中分离、转化而抽象出来，显示出人类对美的向往和追求。

（三）形式美的装饰性

形式美虽然是独立存在的审美对象，却经常附于其他事物之上，起到装饰、美化的作用，这就是形式美的装饰性。装饰与事物的外在形式密切相关，事物的外在形式包括事物的形式外观和外部装饰两个方面。前者是事物的有机组成部分，直接与事物内容相联系；后者是事物的附加成分，并不与内容直接联系。因此，事物的外在形式为形式美的装饰性提供了基础。

中国的各种陶瓷茶具，以特定的材料和精湛的制作工艺，表现出造型的优美和装饰的巧妙，不仅体现出自身的功用价值，还成为生活家居的装饰品（图 7-4）。现代飞机的设计追求高速度，在结构上往往采取合乎这一目的的流线型，而其外部装饰色，则多半采用能够体现轻捷特点的银白色或银灰色。形式美的装饰性特点被人们广泛应用，大到整个城市的规划设计，小到日常生活用品，都在运用色彩、线条和形状及其组合规律来美化事物。

（四）形式美的整体性

1. 要素组合有序　形式美的构成要素必须按照整齐与变化、平衡与对称、比例与尺度、调和与对比、多样与统一等各部分之间的组合规律或总体组合规律结合起来，才具有审美特性。红色被认为是一种热烈兴奋的美的色彩，是因为它是炽热火焰的颜色，是国旗的颜色，是盛开桃花的颜色，是如血的残阳的颜色，它总是按照特定的组合规律和方式作为一个完整形式的一部分而存在。

2. 组合与感性材料相关　形式美的组合规律必须与感性材料紧密结合才有审美价值。如调和与对比，可以是色彩的调和与对比，可以是形状的调和与对比。

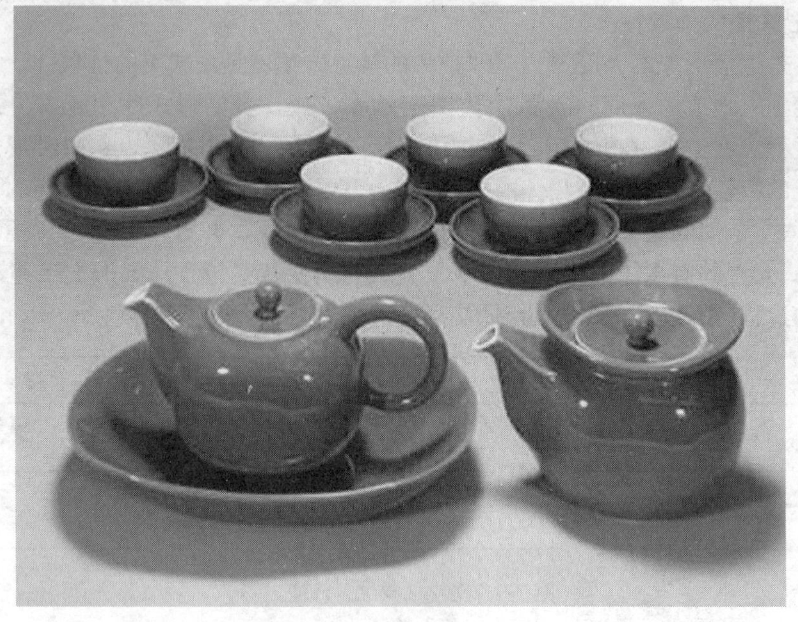

图 7-4 精美的陶瓷茶具

精美的陶瓷茶具瓷质细腻，画工精美，外观雅丽，古朴大方，以特定的材料和精湛的制作工艺，表现出造型的优美和装饰的巧妙，不仅体现出自身的功用价值，还成为生活家居的装饰品，又给人以独具韵味的视觉享受。

3. 局部与整体和谐统一 整体中的各要素相互关联、呼应衬托，局部服从整体，各种形式要素融合成整体。形式美的整体性既是客观事物形式整体性的概括反映，也符合人的审美知觉的整体性特征。

二、形式美的审美功能

(一) 陶冶人的心灵和情操

形式美可以培养人类优美、高尚的道德情操，形式美具有独立的审美价值，是一种有意味的形式，寄托了个人的情感与愿望，可以满足人类更高层次的社会精神需要和情感发展。人们判断一个自然事物美不美，往往首先考虑到它的形式美不美，如形状、线条、比例、对称、色彩等。大自然的形式美可以培养人的善良质朴、和睦友爱、尊重他人的美德，可以激发人的生命热情与冲动，使人心胸开阔，超越自我。

(二) 提升人的审美能力

任何事物的美都通过形式美表现出来，形式美被认为是“审美的门户”，人们在感受美的事物的外在形式时，往往会联想到其所要表达的美的内容。如人们在感受音乐、美术、建筑艺术、文学作品时，能够体会到形式美的特征与规律，并能把这种审美感受上升到理论高度，从而培养人的健康心理和情感，进而在生活实践中发现美、感受美和创造美。

(三) 激发人对美的创造性

运用形式美的组合规律能够激发人们对形式美的敏感性，指导人们更好地去创造美的事物。形式美的形式与内容可以活跃人的思维,开阔人的想象与联想,满足人们的多种生活情趣和爱好。人们在绘画、书法、音乐及艺术创作时,运用形式美的组合规律,均可以产生不同的审美感受,从而激发人的创作灵感。

三、人体蕴涵的形式美

(一) 人体线条美

线条是构成形体美的自然材料之一。直线和曲线的协调搭配、刚柔相济,构成人体丰富的线条美。男性人体直线较多,使男性具有魁梧雄伟的力量,体现阳刚之美;女性人体以曲线为主,如女性的面部、胸部、臀部的曲线起伏多变、柔和流畅,使女性形体较男性更具有魅力,体现阴柔之美。曲线具有强烈的动态感,在所有的曲线中人的容貌和体形的曲线是最美的。它以生动、柔和、对称、和谐的曲线轮廓显示出人类特有的动态和静态、局部与整体之美,给视觉带来不同的刺激和美感。

我国古代美学家曾把人体曲线之美比喻为"宛如游龙",对称弯曲的双眉、炯炯有神的明眸、忽闪张合的睫毛和眼睑、坚挺的鼻梁、圆润的额头、微翘的嘴角、俏丽的脸庞等,无不蕴藏着曲线之美(图 7-5)。

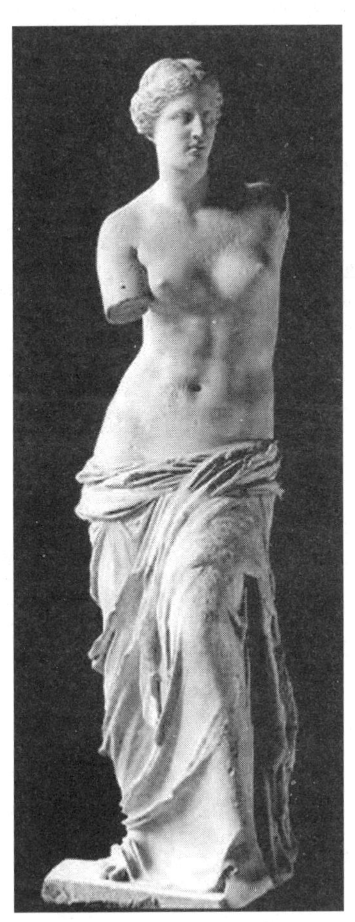

图 7-5 《维纳斯》雕像

"维纳斯"半裸的全身雕像,椭圆形脸蛋,直挺的鼻梁,平静的神态,微露的笑容,蕴涵着优美、健康、充满活力,她的身姿转折有致、大方、有力,微微扭转的姿态构成 S 形波状的曲线美。

（二）人体色彩美

人体的色彩主要表现在皮肤和毛发上。人的肤色除了人种的肤色（如白色、黑色、黄色）外，一般还可从水色、血色、气色三方面进行评价。中国人对人体色彩的审美要求是：在水色方面，皮肤要滋润、柔软、细腻、光洁；在血色方面，外观红润，微泛红光，透出红晕；在气色方面，是精神状态在容貌上的表现，如喜悦、满足、安闲等。具有好的水色、血色、气色的人，往往会显示出精力充沛、光彩照人，给人以美感享受。毛发的色彩具有鲜明的地域和种族差异，如东方人的黑发、西方人的金发，都体现不同的审美特征。人体的色彩美除了自然色彩外，还有化妆所带来的色彩，也是色彩美不可缺少的部分。

（三）人体比例美

人体比例是指人体各部分之间的对比关系。比例是实现人体各部分的和谐之本。我国古代宋玉所谓“增一分则太长，减一分则太短”；人体面部的“三庭五眼”等，都包含这种比例关系（图 7-6）。人们从长期的审美实践中，发现理想的人体比例符合黄金分割律，如脸部的长宽比、躯干的长宽比、脐之上下长度比等比例关系符合“黄金分割律”的近似值，使人体具有和谐的比例关系，从而使人体形成美感。

有关人体比例关系的研究，至今为止，并没有绝对统一的人体比例标准，但影响较大的比例学说有达·芬奇的人体比例学说、费里奇的人体比例学说、巴龙通的人体比例学说和阿道夫·蔡辛的“黄金比例”学说等。

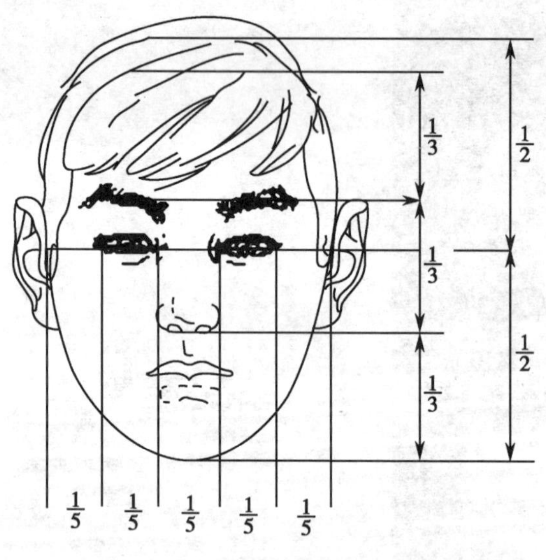

图 7-6 面部的“三庭五眼”

“三庭五眼”在人体的审美中有重要的价值，“三庭”即：发缘点至眉间点、眉间点至鼻下点、鼻下点至颏点；“五眼”指面部宽度在眼睛水平线上具有五个眼的宽度，即从左右外眦至耳孔前、两眼长度、两眼内眦的间距，如果这五部分几近相等，称为美的比例。

（四）人体对称美

人体形态一般是镜像对称的，特点是对称的双侧有高度的一致性，基本上是一种镜像平衡。除部分脏器外，人体形态构造在外部形态上是左右对称的，面部以鼻梁为中线，左右两眼、两耳、两眉相对称；嘴唇、牙齿是对称的；两侧胸廓、左右上肢、左右下肢、左右两肩、肾脏、大脑半球、小脑、脑干也是对称的。当然，在现实生活中，完全的左右一致是不存在的，正如美国学者戈尼研究人面部平衡时指出："虽然面部的基本平衡是令人向往的，但实际上所有的脸上绝对找不到完全的平衡。"

（五）人体整体美

人体是一个和谐统一的整体，具体表现在人的生理、心理、社会和精神的各部分之间的有机联系。首先，构成人体的各个要素受到破坏，均会损害人的整体性。其次，人的形态的各部分都不是孤立存在的，而是按照适中的要求构成整体，形成自然的线条和形态，体现正常的曲线美。再次，人体的整体美包括人体内在美和外在美的一致性，人体的内在美受生理、心理条件因素的制约，而人体外在美受经济、习惯、文化修养等因素的影响，人体整体美应是内在美和外在美的协调统一。

四、护理活动中的形式美

（一）护士行为中的形式美

1. 护士的仪表形式 ①职业淡妆：护士仪容应给人以舒畅、亲切之感，保持自然整洁素雅的容貌，给患者一个良好的精神面貌，但不宜浓妆艳抹，应达到"妆成有却无"。②服装色彩：应与医院环境相协调，符合专业的着装要求。白色给人以整洁、端庄、安静、神圣之感；淡粉色可以避免孩子的恐惧心理；绿色给人以平和、镇静的心态，有利于医疗和护理的安全。

2. 护士的语言形式 护士运用语言与患者进行情感交流，给患者以安慰、教育和指导，护士得体的语言能使患者增强战胜疾病的信心。语言除了自身所包含的内容之外，还包括形式因素，语言的情感性主要靠形式因素表达出来。

如婴幼儿的哭闹，护士通过亲切的微笑、温柔的话语、轻轻地抚摸其头部或双手，可以起到稳定情绪的作用。护士要根据患者的特点，灵活运用礼貌性、安慰性、解释性、保护性语言，语气亲切而温和、语调轻柔、语速适中，文雅适度、谦逊可信，以消除患者的精神负担和心理压力，建立起接受治疗的最佳身心状态，有利于患者的早日康复。

（二）护理环境中的形式美

1. 护理自然环境 是护士与护理服务对象共同合作完成护理过程的活动空间，着重满足人的"感官"方面的审美需求。主要由光线、声音、色彩、物品摆放等因素构成，病房中光线的明暗、色调的和谐、音响的优美、物品摆放的合理有序等都体现了护理环境中的形式美。

(1)色彩和谐：不同的色彩能刺激患者产生不同的心理和生理感受，实现不同的护理目标，因此目前许多医院使用"色彩疗法"，在病房内部的墙壁、地板、屋顶和用具上都涂以适宜的颜色，构成良好的视觉对比，以配合常规治疗和护理工作。

红色兴奋神经系统、促进血液循环；橙色促进血液循环，改善消化系统，增进食欲，促进钙的吸收；黄色刺激神经系统，改善大脑功能，有助于加强逻辑思维能力；绿色消除大脑神经紧张和视觉疲劳，镇静神经系统，安抚情绪，有助于消除疲劳和减轻患者的恐惧；蓝色消除患者的紧张心理状态，缓解肌肉紧张，有助于减轻患者的紧张感和降低血压；紫色能够缓解疼痛，促进睡眠。

有研究表明，色彩还可以影响脑的功能，调节视觉功能，从而起到治疗各种疾病的作用。如许多医院应用灯光浴治疗新生儿黄疸，这种蓝色波长的强聚光，能够穿透皮肤，分解其中的胆红素，从而消除黄疸。可见，根据疾病的特点选择病房环境的色彩，有助于促进患儿的早日康复。

(2)光线充足：病室内的光线包括自然光线和人工光线。无论是自然光线还是人工光线，均应在满足治疗和护理的前提下，根据患者的病情、病种和性格，控制病室的光亮度和方向。自然光线能够使照射部位温度升高、血管扩张、血流增快、改善皮肤和组织的营养状况，促进食欲，使人感到舒适、愉快。此外，阳光中的紫外线有杀菌的作用，并可促进机体内部维生素D的生成。因此在阳光充足的情况下，应协助患者到户外活动或打开门窗，接受阳光的照射。人工光线的使用可以增强病室的温馨度，但应注意光线柔和、亮度适宜，减少对患者睡眠的干扰。

(3)声音控制：根据WHO规定的噪声标准，白天病区的噪声强度应控制在35～40dB。为保证病室的安静，医护人员应做到“四轻”；根据患者的心理状态和病情，采用“音乐疗法”，可以调节人的心理，有利于病情的康复。

每日三餐后听音乐，能够治疗神经性胃炎；高血压患者听抒情的音乐，能够降低血压；记忆力减退的患者听熟悉的音乐，能够恢复和增强记忆；受惊吓的患者听柔和轻松的音乐，能够使人安静；忧郁的患者听“忧郁感”的音乐，心中的忧郁会慢慢消去；悲观、消极的患者听宏伟、粗犷和令人振奋的音乐，能够信心增强，精神鼓舞；产妇听轻松优雅的音乐，能够消除紧张心理，减少疼痛，有利于顺产。实践证明，欣赏音乐，可以提高自信、振奋精神、增进食欲、促进健康。护士应根据患者的文化修养、欣赏能力，指导适时收听音乐，增强治疗效果。

(4)布局合理：病室内物品的摆放应注意色、形、线对人的心理影响，要合理有序、整齐规范、方便取用。如患者的床、床头柜、卫生洁具、暖瓶、被褥等物品摆放要根据具体的空间条件和特定的治疗需求合理摆放，既符合患者的日常生活习惯，又遵循方便、实用、科学的原则，形成一个完整和谐的空间，让患者感觉整洁、温馨、舒适。

(5)环境安全：病区应消除一切不安全因素，避免各种原因导致的物理性、生物性、化学性和医源性损伤，为患者提供一个无危险、无损伤的安全环境。如走廊、浴室、厕所安装扶手，有防滑设备；在病室、厕所安装呼叫装置；定期检查安全通道和防火设施；加强医院的管理，防止医院内感染；在操作中严格执行无菌技术操作原则和消毒隔离制度，定期检查消毒灭菌效果。同时加强医务人员的职业道德修养，防止医疗事故和差错的发生，避免医源性损伤。

此外，病室的温度、湿度、空气状况及绿化也是环境安全的重要组成部分，可在病室内摆放鲜花或绿色盆景，病室墙壁上挂与健康相关的书画作品等，如儿科病房的墙壁挂上儿童喜欢的图案、卡通画等，以优化护理环境。

2. 护理人际环境 主要表现在医护人员之间的协调和融洽的人际关系及护患之间、病友之间的和谐与信任。护士应根据患者的需求给予不同的身心护理，对患者一视同仁，态度和蔼；举止大方，面带微笑，服务热情；尊重患者的权利与自尊，保护患者的隐私；护理操作中语言行为举止符合职业规范。护士应积极主动地倡导和营造和谐的人际关系，使患者与患者之间友善互助，使病室的护理环境温馨快乐。和谐的人际关系不仅为护理活动创造良好的氛围，也能给护患双方带来良好的心理感受和美的体验，同时对整个社会也有着积极的作用和审美价值。

(三) 护理实践中的形式美

在整个临床护理实践过程中，形式美依托于护理实践活动得以体现。护士在各项护理操作中所具备的严谨、认真、细致、敏捷、轻柔而有序的职业素质，高尚的情操、端庄的仪表、文明的举止、和蔼的态度和优美的语言、融洽的人际关系、热情的服务等，无一不体现形式美。

操作技术的娴熟、操作动作的流畅敏捷；操作中时刻注意保护患者的自尊；细致观察患者的病情变化，科学运用护理程序，准确地评估、科学地诊断、详细地计划、完善地实施、客观地评价，使护理工作一环扣一环，有条不紊，体现出一种井井有条的工作流程中的节奏美；在抢救急、重症患者时紧张有序、沉着冷静；手术配合中专注、及时、准确、快捷等，均是形式美在临床护理实践中的完美体现。

（郝庆娟）

（一）思考题

1. 什么是形式美？它有哪些构成因素？
2. 简述形式美的特征和审美功能。
3. 护理实践中的形式美可以表现在哪些方面？

（二）实践训练题

1. 举例说明形式美的基本组合规律有哪些。
2. 见习 分组到医院或进入病房，找出护理环境和护理活动中的形式美。

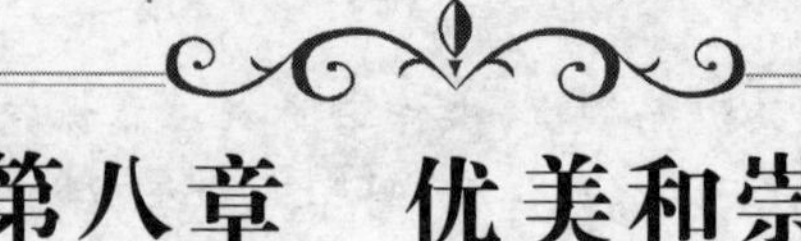

第八章　优美和崇高

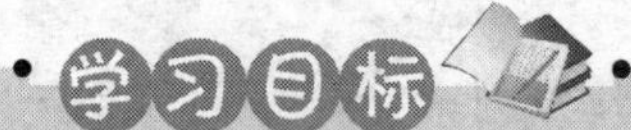

学习目标

1. 掌握优美、崇高的美学特点及审美特征。
2. 熟悉各个领域中的优美与崇高。
3. 了解优美和崇高的概念。

优美和崇高是美学范畴中最基本的两种审美形态。在审美的领域中，优美和崇高建基于人类的社会实践基础之上，体现了人类存在体验的不同方面。优美是一种柔性的、偏于静态的、最浅显、极易为人们所接受的美；而崇高则与“庄严”、“伟大”、“圣洁”关系密切。优美和崇高相当于中国美学的阴柔之美和阳刚之美。

第一节　优　　美

一、认 知 优 美

（一）优美的概念

优美也称为优雅、秀美，是具有静态、柔和的美，它是审美主体在观赏具有审美价值的客观对象时，主客体之间所呈现出来的和谐统一的美。

在美学史上，优美常被作为狭义的美来考虑，中国古代美学中所谓的阴柔之美就是优美。优美是美处于矛盾的相对统一和平衡状态，在形式上表现为柔媚、和谐、安静、秀美与雅致等；在形态上突出和谐、均衡、小巧、轻盈与舒缓、流畅等；在美感上能给人以轻松、愉悦、清新、典雅和心旷神怡的感受。

（二）优美的本质

在审美类型中，优美通常是指一种单纯的美、常态的美。优美的本质就在于审美主体与审美客体之间的和谐统一。在外在形式上，优美表现出清秀、典雅、柔和、协调的特点，具有宁静、平和、淡远的性质。在蕴涵内容上，优美的各个审美要素处于一种和谐化一的状态，它们相互融合，浑然一体。

二、优美的特征

（一）本质特征

优美的根本特征是和谐。所谓和谐就是完整、协调、融合，是主客体之间一种统一、平衡、平和的状态。中国美学史上，“和”是一个重要的范畴，贯穿始终。“和”通常又被称为中和，被当作中国古典美的最高理想，体现的是“中和”之美。在2008年奥运会开幕式中也体现了“和”这一优美的根本特征（图8-1）。

西方美学史上，古希腊的毕达哥拉斯学派就提出了美是和谐与比例的观点，而古希腊的赫拉克利特更是明确提出了美在于和谐，和谐在于对立的统一的论断，体现出西方文化最初对于美的认识。

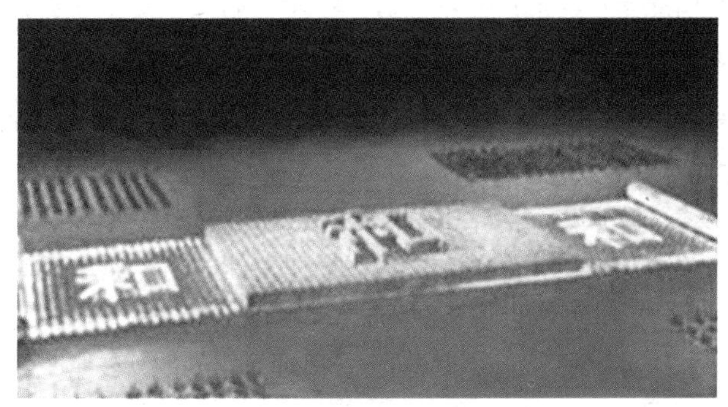

图8-1　2008年奥运会开幕式中的“和”字

2008年奥运会开幕式中，在完整的巨幅画卷中间，立体的活字印刷板上出现了中国古代的“和”字。一个“和”字荏苒千年，发展变化，表达了孔子的人文理念“和为贵”，彰显出中华民族的和谐观历史悠久，传统优良。这种和谐既是内容和形式的和谐统一，也是真与善、主体活动和客观规律的和谐。

（二）形式特征

1. 小巧　是指优美的对象占有的空间较小。如苏州素有“人间天堂，园林之城”的美誉，是以山水秀丽，园林典雅而闻名天下，苏州园林的亭台楼阁体现的正是小巧典雅的优美特征。

2. 轻缓　是指优美的对象变化不明显。如著名作曲家班得瑞的音乐以自然著称，从他的音乐中仿佛看得见茫茫的大海，听得到鸟儿在歌唱，可闻到那音乐中散发出的花香。

3. 柔和　是指优美的对象力量弱小，性质温柔。如春天的雨是柔和的，春雨在树枝、树叶上跳动，时而滑落，时而随风飘洒，像牛毛，像细丝，密密地斜织着，留下如烟、如雾、如纱的倩影，仿佛是琴弦上跳动的音符，奏出优美的旋律。

（三）感受特征

优美是主体与客体的相对统一的和谐状态，主体在客体面前感到轻松愉快，心旷神怡。拉丁文中优美的意思是愉悦、直率。愉悦，是优美事物给予审美主体的主要审美感受。优美感，既没有崇高感的悲壮敬畏，也没有壮美感的恢宏豪迈，它是轻松愉快、可亲可敬的；优美感，使人在生理和心理处于和谐一致的状态。在夕阳西下时漫步海边，涨潮过后，风平浪静，太阳在静静地拥抱大海，散发着诱惑和美丽，海风舒缓地拍打礁石，送来迷人的天籁之音，海面点缀的波光粼粼，一点点细碎的光，随着轻舞的浪花闪烁着、荡漾着，使人感到心旷神怡。

三、优美的审美功能

（一）益于身心健康

在生活中优美的事物很多，都会给人一种和谐、安静的审美感受。在现代社会，机械化、程序化以及竞争的加剧，使人的生活处于高度紧张的状态。心灵长期受压制是造成心理疾病的重要原因。对于这种紧张的心灵来说，和谐宁静的音乐以及大自然中的风和日丽、鸟语花香、山清水秀，具有一种灵魂抚慰的作用。艺术形式中那种诗一般的情调，为寻求精神家园的现代灵魂，提供了一个诗意的寓所。

（二）能够陶冶情操

经常受到优美事物的熏陶，人会品格纯洁，感情细腻，待人和蔼。梁启超先生说："我确信'美'是人类生活一要素，或者还是各种要素中之最重要者，倘若在生活全内容中把'美'的成分抽出，恐怕便活得不自在，甚至活不成，趣味是生活的原动力，趣味丧失，生活便成了无意义。"

（三）树立审美价值观

优美是对人的社会实践的肯定，是生存的自由感和情感生命的完整形态。对人生来说，平衡是暂时的，矛盾冲突却是永恒的，但人的生命却追求平衡，渴望和谐。在体验和谐自由的优美感中，发展人类爱美和向往自由的情感倾向和观念意识。这不仅为今后的崇高感、悲剧和喜剧感的发展打下了基础，而且也为道德感和理智感的发展创造了内在条件。

四、感受优美

（一）自然领域的优美

一般来说，自然界中的优美是侧重于自然物自身和谐统一的形式美。如风和日丽、鸟语花香、莺歌燕舞；山清水秀、湖平如镜、倒影清澈；或是夕阳西下，一脉金晖斜映在海面（图 8-2）；

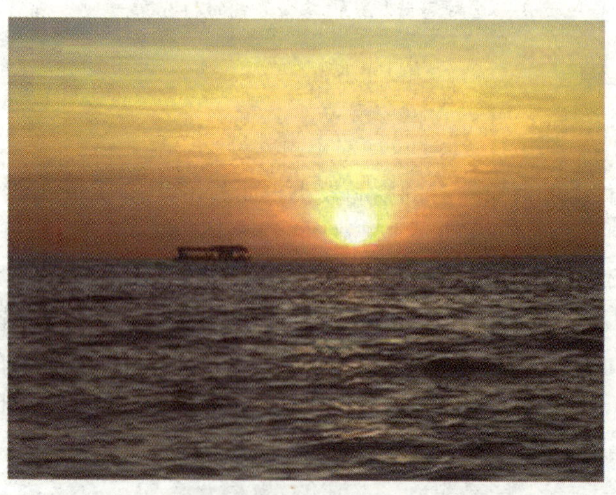

图 8-2 夕阳下的海面

漫步在海岸边，极目远眺，只见海天一色，苍苍茫茫。蓦然回首，一轮红日悬在云层之上，光彩四射，层层云海鲜亮、橙红，闪着金光，如同一团团火焰。在天的尽头，在水天交接处，海水不安地涌动着。海面上，霞彩流动，波光闪耀。云海旁，露出一片炽热而深沉的暮色。

或是在蔚蓝的天空里略微闪耀着一点淡淡金色。这些境界都是优美，给人以和谐、安静的审美感受。杜甫的诗句："细雨鱼儿出，微风燕子斜"，春天下着毛毛细雨，鱼儿都游到水面上来了；在微微的春风里，燕子在轻快地飞翔。这景色，表现出诗人愉悦的情感，充满优美的诗情画意。这些自然界的光影声色都会引起人们心灵的愉悦感和满足感。

(二) 社会领域的优美

社会中的优美侧重于内容，其对象是人及其行为。优美的人既要有外在的形体美，又要有内在的心灵美，但更重要的是心灵美，是真善美的和谐统一。在中国古代美学中主要是指情与礼的和谐统一，情与礼的和谐统一最初是作为一种伦理道德规范或者人格理想提出来的，实际上也是一种社会优美的观念。社会领域的优美集中表现在社会主体动态的行为、活动、思想及静态的产品上即有关人格、气质、思想感情、精神情操等方面的美。阿尔弗雷德·阿森斯塔特的"胜利之吻"充分体现了当时社会领域的优雅之美(图 8-3)。

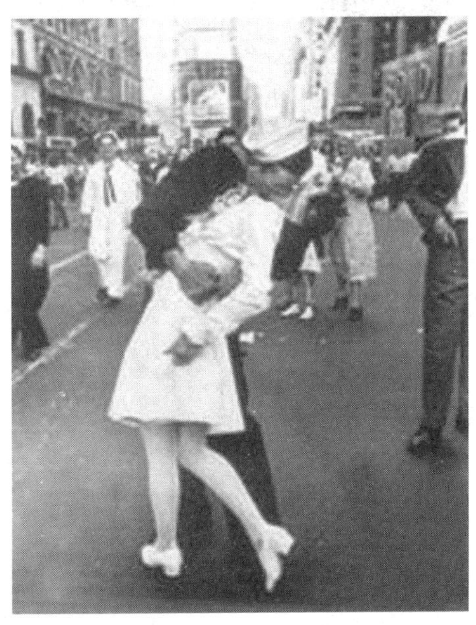

图 8-3 胜利之吻

1945 年 8 月 14 日，纽约街头和广场上到处都是庆祝第二次世界大战胜利的人们，人们情绪亢奋，素不相识的人也彼此拥抱和接吻。在时代广场上，一名水兵和一名白衣护士相拥在一起，深情而吻。两人拥吻的场景正好被摄影师阿尔弗雷德·阿森斯塔特及时捕捉下来，这张照片被誉为《胜利之吻》。

(三) 艺术领域的优美

艺术中的优美是完美内容和精致形式的和谐统一。如民间舞蹈《安塞腰鼓》以龙腾虎跃的形式，把人们内心欢快的情绪、火一样炽热的感情淋漓尽致地表现了出来。在西方古代艺术中，如达·芬奇的《蒙娜丽莎》的美(图 6-4)、拉斐尔的《椅中圣母》的美(图 8-4)、贝多芬的《田园交响曲》的美、施特劳斯的《蓝色的多瑙河》的美，等等，都属优美。由于艺术中的优美是现实中的优美经过艺术家选择加工的产物，因而它比现实中的优美更集中、更高级、更能鲜明地显示出优美的美学特征。

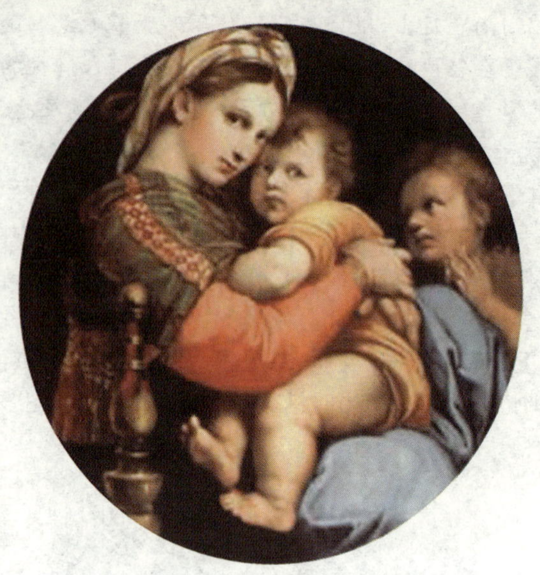

图 8-4 椅中圣母

《椅中圣母》是拉斐尔一系列圣母像中最精致的一幅作品。在这一作品中，一位善良、和蔼的母亲取代了神圣、庄严的圣母。她像普通的母亲一样，把自己的孩子耶稣抱在膝盖上，静静地用脸颊亲着孩子，从中可以体会到母亲的一片温情。

第二节 崇 高

一、认知崇高

（一）崇高的概念

崇高是与优美相对立而存在的另一美的范畴，“崇高”一词，《辞海》中解释为“雄伟，高大”或“高尚，伟大”。中国美学史上，将其称为“阳刚之美”。

崇高不是主客体和谐统一的静态美，而是双方在统一中对立、冲突的动态美，它在社会生活、自然界和艺术中的表现形态，既有其基本的共同性，又有各自的特殊性。在审美意象的形式构成上，崇高往往具有粗犷博大的感性形态，如巍巍泰山、滔滔长江等。在审美体验上，崇高往往给人以心灵的震撼。在人生精神上，崇高总是给人强烈鼓舞，引人赞叹，催人奋进。

（二）崇高的本质

崇高的本质是源于社会实践。社会生活中的崇高是通过人类征服自然、改造社会的重大而艰巨的实践体现出来的，直接来源于社会实践中的伟大斗争。自然界的崇高根源于人类认识自然、征服自然和改造自然的伟大力量。自然对象的巨大体积和力量及粗犷不羁的形式不是产生崇高的根源，但对形成崇高的对象起积极作用。

二、崇高的特征

（一）突出审美主体与客体之间的对立、冲突

崇高的特征体现在主客体的矛盾冲突中，经过尖锐激烈的对立，主体战胜客体并且终于从痛感转化为快感。崇高的事物一般以巨大、有力、奇异给人以强烈的刺激，开始人们往往被它巨大的体积、无比的力量所压倒，人们感到对象强大有力，而自己渺小无力，产生某种畏惧，从而使主客体呈现出矛盾和冲突，使我们感到人的尊严、勇气与力量，从而获得了惊心动魄、振奋激荡而又酣畅淋漓的审美感受。黑格尔说："人格的伟大和刚强只有借矛盾对立和伟大、刚强才能衡量出来。"正是在人类与自然、社会、人生的冲突斗争中，以及表现这些冲突矛盾的艺术作品中，人类的崇高美才得到了展现。

（二）表现出宏大、雄浑、强劲的特点

优美对象的感性形式符合人们长期习惯、熟悉的那些自然性质，如节奏、对称、均衡、和谐等。崇高对象的感性形式恰恰与此相反，它往往具有人们不习惯、不熟悉的特征，背离了节奏、对称、均衡、和谐等性质，从而对人的感官造成强烈刺激。

崇高不同于优美对象的光滑、精细、柔软、细腻，崇高的对象首先在外表上是粗糙、巨大、刚劲、瘦硬，甚至带有几分丑陋。甚至其美感也是奇特、粗犷等产生、形成的。这种粗糙、怪异是不那么光滑、好看，但他体现出一种蓬勃的生气，一种破坏的力量，一种发展、进取的力量，因而是崇高的。米开朗琪罗雕塑中故意不加修饰的粗糙顽石；中国书法艺术中的瘦硬、拙朴、不平衡等，都是以一种打破平衡、棱角分明的表现形态而体现出崇高的审美价值。

崇高的对象一般又应该是宏大的，"宏大"置放到美的事物当中，就会有形体上的巨大，力量上的强大，乃至人类社会精神上的坚强有力。辽阔的草原、茫茫大漠、巍巍高山是形态上的崇高。而暴风雨中的海燕、响彻天宇的雷声，则显示出力量上的崇高。

（三）可以给人以心灵的震撼和精神的鼓舞

如果优美引起知觉者平静的、和谐的愉快，那么，崇高引起人动荡的、剧烈的愉快。人类生存活动本质上是一种改造现实、创造宜人环境的冲突抗争的艰巨过程，真假、是非、善恶、美丑的对立冲突伴随过程的始终。无论是自然界、社会生活中的崇高，还是艺术反映的崇高，都是人作为社会实践主体在超越巨大形式过程中表现的人格力量、宽大胸怀和博大仁爱的道德情操。

崇高作为审美形态，具有压倒一切的强大力量和不可阻遏的强劲气势。它以其粗犷、博大的感性形态，强健的物质力量和精神力量，雄伟的气势，给人以心灵的震撼，使人惊心动魄、心潮澎湃，进而受到强烈的鼓舞和激越，引起人们产生敬仰和赞叹的情怀，从而提升和扩大了人的精神境界。

从面对自然的威胁而勇敢挑战的"大禹治水"、"愚公移山"；到面对敌人毫不屈服的刘胡兰、江姐、方志敏；在平凡岗位上默默奉献的焦裕禄、孔繁森，展示的都是他们的性格、思想、道德上的"过人"之处，给人以深切的感受和心灵震撼，是精神力量的不朽和无限，更是崇高精神力量的体现。

三、崇高的审美功能

（一）净化精神世界，使人奋发向上

崇高美能够使欣赏者从崇高对象中获得力量，振奋精神，开阔胸怀，增强勇气；有助于人们调节情感、消除忧伤，使人心胸开阔，情操高尚，无私无畏。历史上的英雄人物，无论在生

活中还是在艺术作品中,历来为人们所崇拜,并从中吸取精华,以鼓舞自己。

南宋的岳飞,在抗击外族入侵时英勇杀敌,精忠报国。他一生呕心沥血,驰骋沙场,视死如归,气贯长虹,壮怀激烈。岳飞的形象与品质是那么的伟大、崇高!他写的《满江红》气吞山河。这首词充满了爱国主义激情,表达了英雄不虚度年华,强烈要求建功立业,报仇雪耻,收复国土的雄心壮志,是多么激动人心的崇高美!

崇高不仅激发人的力量,而且有助于人们净化精神世界,使人感到高临在平庸与渺小之上,促使人与卑鄙、丑恶事物斗争,自觉加强道德修养,培养高尚的情操,树立正确的人生理想,从而创造充实、美好、愉快的人生。

(二) 激发民族精神,推动社会进步

社会进步不是轻易实现的,需要反复曲折和斗争,付出巨大的努力才能最后取得胜利。正是在这种反复艰苦的斗争中,先进的社会力量才能显示出巨大的潜力和崇高的精神品质。

在战场上,在人们为了实现进步理想而克服千难万险的奋斗经历中显示出的人类的顽强拼搏精神和巨大的力量;在保全个人利益还是保全集体利益、接受诱惑还是抗拒诱惑时激烈矛盾冲突中,优秀品质战胜不良品质所显示出的人格力量,是美的升华,是美在斗争中的一种表现形式。

崇高对于提高人们的精神境界,鼓舞人们在实践斗争中的信心和勇气更具有重要意义。宣传和创造崇高美,利用崇高的事物和艺术作品熏陶广大社会人群,能够激发民族精神,有利于社会物质文明和精神文明事业的迅速发展。

四、感受崇高

(一) 自然领域的崇高

自然界的崇高以其量的巨大和力的强大为特征。茫茫苍苍的大地,博大无边的海洋,直流而下的瀑布(图 4-4),黑暗幽深的夜空,高耸入云的山峰,雷电交加的暴风雨,撼天动地的山崩石流,江河泛滥,火山爆发(图 8-5)等,无不是显示威力,以压倒之势向实践主体挑战。

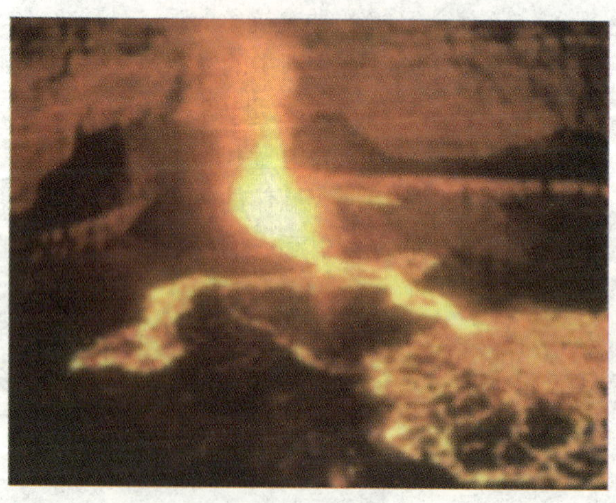

图 8-5 火山

火山在爆发时从地底抛出巨石和岩浆,大地上漂起火的河流,这样的景象具有摧毁一切的惊人气势,体现了急速的、动态的美。

这些事物之所以具有崇高的属性，之所以成为人类自由欣赏的对象，在于人的本质力量的对象化。从人类历史发展上看，当人们还没有认识和征服这些对象时，它们是异己的、恐怖的、与人类对立的，一旦被人类征服，就变成了人类的审美对象。

（二）社会领域的崇高

社会生活是崇高最重要的领域。黑格尔认为："人格的伟大和刚强只有借矛盾对立的伟大和刚强才能衡量出来，心灵从这对立矛盾中挣扎出来，才能使自己回到统一；环境的互相冲突愈众多愈艰巨，矛盾的破坏力愈大。而心灵仍能坚持自己的性格，也就愈显出主体性格的深厚和坚强。只有这种发展中理念和理想的威力才能保持住，因为在否定中能保持住自己，才足以见出威力。"

社会先进力量的胜利需要经过反复曲折的斗争，付出巨大的代价，才能表现出先进社会力量巨大的潜力、崇高的精神品质和最终胜利的必然性。所以崇高主要体现在人们所进行的不屈不挠的实践斗争中，社会生活中的崇高是一切崇高的本质和首要内容。

我国历史上从陈胜、吴广起义到清朝的太平天国，总计大小数百次的农民起义，在中国历史上写下了可歌可泣、悲壮崇高的一页。在反抗民族入侵的战争中，南宋末年的抗元英雄文天祥留给人间光照千古的语句："人生自古谁无死，留取丹心照汗青（图 8-6）。"这表现了

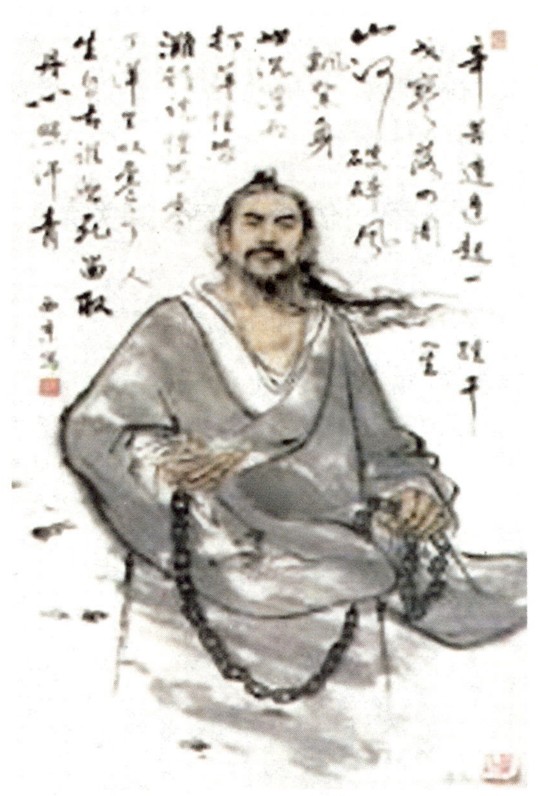

图 8-6　文天祥

文天祥的《过零丁洋》中体现了他国破家亡的巨痛与自责、自叹相交织的苍凉心绪。"人生自古谁无死，留取丹心照汗青"这两句则是身陷敌手的诗人对自身命运的一种毫不犹豫的选择。这为作者的感慨、遗恨平添了一种悲壮激昂的力量和底气，表现出独特的崇高美。

他宁死不屈的崇高精神。在革命战争年代里，无数的先烈抛头颅、洒热血，为了中国人民的解放事业，表现出大义凛然、视死如归的精神。伟大的两万五千里长征、"生的伟大，死的光荣"的刘胡兰，等等。这一切都是那么壮美与崇高，又是那么振奋与激荡人的心灵。

（三）艺术领域的崇高

艺术领域中的崇高兼有社会崇高和自然崇高两类对象的特点。它比社会、自然领域的崇高更充分、更集中、更典型、更有理想性，既表现在内容上，也表现在形式上，是内容和形式的完美统一。这种完美统一集中表现在艺术风格上，刚健、豪放、雄浑、粗犷、磅礴等都属于崇高的艺术风格。

诗仙李白经常借大自然雄伟的景象和磅礴的气势抒发豪情壮志，似乎只有奔腾咆哮的万里江河和峥嵘挺拔的山岳才能诉说满腔的情感，才能展示郁积胸中的豪迈气魄。"登高壮观天地间，大江茫茫去不还，黄云万里动秋色，白波九道流雪山。""黄河西来决昆仑，咆哮万里触龙门"、"天姥连天向天横，势拔五岳掩赤城。"李白这些描写波澜壮阔的雄伟自然景色的诗与其像海洋一样的胸怀非常协调地交融在一起，具有豪迈粗犷的气魄和激动人心的艺术魅力。苏轼的《赤壁怀古》："大江东去，浪淘尽，千古风流人物，故垒西边，人道是，三国周郎赤壁。乱石穿空，惊涛拍岸，卷起千堆雪。江山如画，一时多少豪杰……"它反映出作者对英雄人物的向往，赤壁的雄奇景色衬托出三国时火烧战船的壮烈场面，给人一种无限的崇敬之感。

在艺术作品里，崇高不可能完全再现自然界的巨大体积和现实的力量，所以它的内容和主题多取材和侧重于严重的社会冲突、高尚的道德品质，等等。崇高作为一种昂扬的激情和悲愤不平，表现得愈激烈，就愈显得崇高。

第三节 优美与崇高的关系

一、优美和崇高的比较

（一）优美和崇高在审美实践中区别

1. 空间上的小与大 优美的事物一般体积较小，规模较小。风景秀丽的小丘，清澈的小溪，啾啾鸣叫的燕雀（图 8-7），风中摇曳的小花，等等。而崇高的事物一般体积巨大，气势

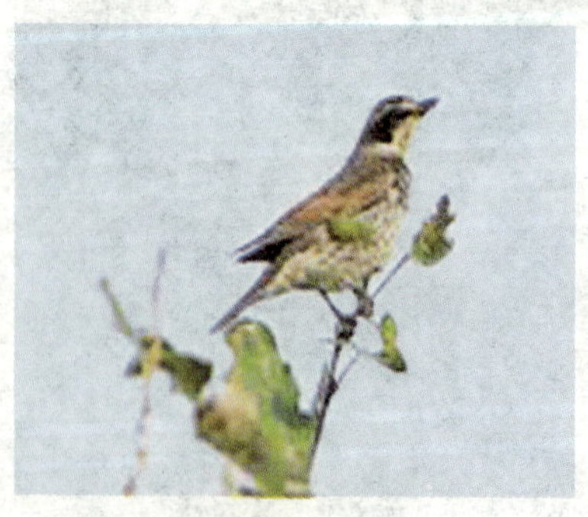

图 8-7 燕雀

燕雀娇小玲珑的体态，清脆的叫声，敏捷的动作，让人不由产生喜爱之情。

宏伟。波涛汹涌的大海，展翅翱翔的雄鹰（图 8-8），飞流直下的瀑布，等等。优美的事物一般符合对称与均衡、节奏与韵律等形式美的法则，优美的特点是美处于矛盾的相对统一和谐的平衡状态。

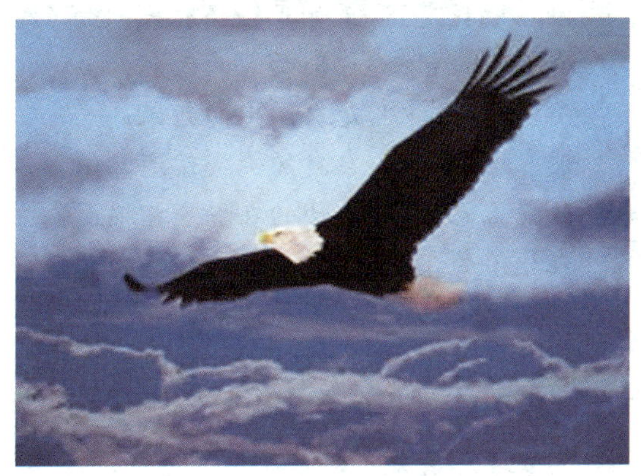

图 8-8 雄鹰

风起云涌时，雄鹰借助风力扶摇直上，展翅翱翔，冲抵云霄，饱览广袤的世界，体现了雄鹰大无畏的气势。

2. 时间上的慢与疾 优美的事物是舒缓的、平稳的、趋于静态的，崇高的事物则是疾速的、奔腾的、趋于动态的。如《维纳斯》（图 7-5）雕像恬静典雅，宁静安详，体现了一种静态的优美；《拉奥孔》（图 6-9）雕像表现了父子三人被巨蟒紧缠，濒临死亡前那一瞬间的竭力挣扎，以静示动，寓动于静，展现出一种动态的崇高美。

3. 形式上的刚与柔 优美的事物一般符合对称与均衡、比例与匀称、节奏与韵律等形式美的法则，多曲线则不露棱角，多圆形而不显生硬，颜色鲜明而不强烈，声音柔和而不刺耳。优美的艺术作品往往情感细腻，形式精美，如德国作曲家帕赫贝尔的《卡农》。崇高的事物常常有意突破或违背对称、均衡、节奏、比例等形式美的法则，各个部分很不协调，显得突兀、怪诞、凶猛，甚至有意包含一些丑的因素，让人首先压抑、不快、畏惧、痛苦，然后才提升转化为一种独特的审美快感。如前苏联作曲家肖斯塔科维奇的《列宁格勒交响曲》。

4. 力量上的弱与强 优美的事物不呈现主题和客体激烈的矛盾冲突，主要表现主客体双方的平衡、统一、和谐、安宁，强调力量的平衡和稳定，追求一种阴柔之美。崇高的事物则体现出主体与客体之间的尖锐对立和严重的冲突，充满了动荡与斗争，强调力量与气势磅礴，追求一种阳刚之美。

毛泽东的《沁园春·雪》内容淳厚，语句优美精炼，气势磅礴，雄浑豪放，具有崇高之美。而诗人徐志摩的《再别康桥》语言清新秀丽，节奏轻柔委婉，和谐自然，伴随着情感的起伏跳跃，犹如一曲悦耳徐缓的散板，轻盈婉转，具有阴柔之美。

《再别康桥》

徐志摩

轻轻地我走了，正如我轻轻地来；
我轻轻地招手，作别西天的云彩。
那河畔的金柳，是夕阳中的新娘；
波光里的艳影，在我的心头荡漾。
软泥上的青荇，油油的在水底招摇；
在康河的柔波里，我甘心做一条水草！
那榆荫下的一潭，不是清泉，是天上的虹；
揉碎在浮藻间，沉淀着彩虹似的梦。
寻梦？撑一支长篙，
向青草更青处漫溯，
满载一船星辉，在星辉斑斓里放歌。
但我不能放歌，悄悄是别离的笙箫；
夏虫也为我沉默，沉默是今晚的康桥！
悄悄地我走了，正如我悄悄地来；
我挥一挥衣袖，不带走一片云彩。

(二) 优美与崇高的辩证统一

崇高只有与优美相互渗透才能增强和持久。崇高使心灵的力量变得紧张，因而也易于使其疲劳，崇高与优美相伴随，才能张弛有致。强烈的感染力只有与更加轻松的内容加以对比，才能生生不息。

贝多芬的《命运交响曲》，开头就是激昂的音乐澎湃而出，让人心灵为之一颤，也会使人产生或不安、痛苦或激烈的情绪。而第二章中舒缓音乐则引出充满温柔、抒情、优美的主题，让人在震颤中舒缓下来。但正是这种紧凑的调性关系和频繁的转调才具有感染力，才能唤起人们灵魂深处永无止境的渴望、激励和鼓舞人心。直到如今依然感动和振奋着我们。

优美往往给人一种崇高的感受，而崇高又常常使之优美，两者相互体现，将世间事物的美好充分展现出来。狂暴的大海所显示出的不是优美而是崇高，而在呈现风平浪静、碧波帆影之时，它所显示的就是优美了。人类社会生活也是如此，严重的阶级冲突、风起云涌的革命斗争，所显示的不是优美而是崇高，唯有冲突得到解决，斗争趋于平息，整个社会出现安定和平的时期，才显示出生活的和谐、优美。

二、护理工作中的优美与崇高

(一) 护理工作中的优美

护士的外在形象表现在端庄文雅的衣装，亲切感人的语言，自然大方的举止，高尚文明的行为。身着洁白或粉红的护士服，头戴粉色或淡雅蓝色的燕尾帽，体贴轻柔的动作，轻盈灵巧的步态，娓娓道来的话语，就像一股涓涓的溪流滋润患者的心田(图 8-9)。护士的优雅包括其外在形象、优雅的举止与语言等。

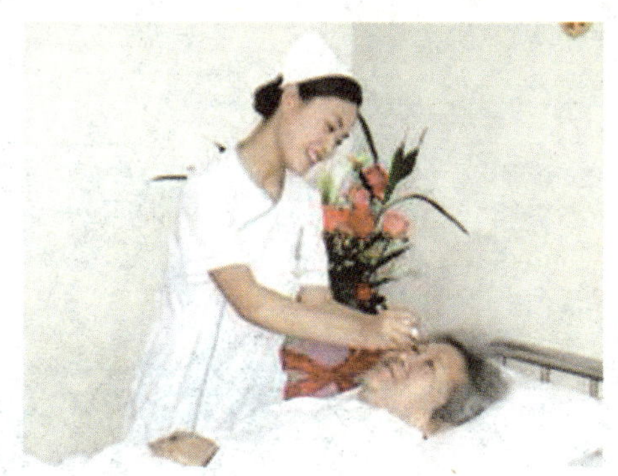

图 8-9 护士的优雅举止

“白衣天使”是社会赋予护士的美誉，是对护理专业形象的赞美和崇高期望。随着社会的发展，白衣天使的形象正在不断地更新与发展。作为一名优秀的护士，只有将外在形象与内在形象有机地结合起来，才能不断提高自身发现美、欣赏美和创造美的能力。

(二) 护士职业的崇高

1. 高尚品格 南丁格尔认为，护士应该是品格高尚的人，要求护士具有崇高的职业道德，恪尽职守，富于爱心，自觉遵守职业法规。她说：“护士要有一双愿意工作的手和一颗善良的心”。护理工作的服务对象来自不同的群体，有着不同的疾病、复杂的心理反应和护理需求，因此护士的温厚耐心、心胸开朗、真诚待人、善解人意，都能给患者以温暖，更大程度地减轻护理对象的不安和痛苦，使护理对象产生信心，愉快地接受和配合治疗护理工作。

在非典时期，人人都惊恐不安，有无数护士临危受命，勇挑重担，救患者与水深火热之中。是她们用纤细的双手去抚平患者身上的伤痛，用言语去温暖患者的心灵，每一个眼神，每一个问候，每一次微笑，都像阳光一样温暖患者受伤的心灵；像春风一样驱散患者思绪中的阴云；燃起人“生”的火把。只要医生能从死神手中夺回患者的第二次生命，护士就一定能帮助他重建生的希望。

2. 责任心 护士是始终行走在生与死边界上的提灯者。对于人来说，没有什么比生命更宝贵的。“责任”意味着一个生命的延续，责任心意味着一个家庭的团圆，责任心意味着患者健康指数、生活质量的改善，所以护士更需要有责任心。责任心不是空洞的口号，而是体现在日常护理工作的点点滴滴之中(图 8-10)。

如打针时轻轻用衣物为他遮挡一下臀部，输液时一句发自内心的关切“有点疼吗?”，发药时细心地询问一句“吃这个药有什么不舒服吗?”深入病房和患者交流时耐心地听他讲述他的不适和焦虑。责任本身就是一种能力，只有履行职责才能让能力展现最大价值，一盎司的责任感胜过一磅的智慧。

3. 慎独修养 “慎独”作为一种道德修养的方法，最早出现于《礼记·中庸》篇，“莫见乎隐，莫显乎微，故君子慎其独也。”而护理工作中的慎独是护士在个人独处的时候，仍能自觉地坚持护理道德信念，坚守护理道德规范。慎独既是护理道德修养的途径和方法，又是护理道德修养的境界。护理工作是以人为服务对象，积极主动、全心全意地护理患者、救治患者，

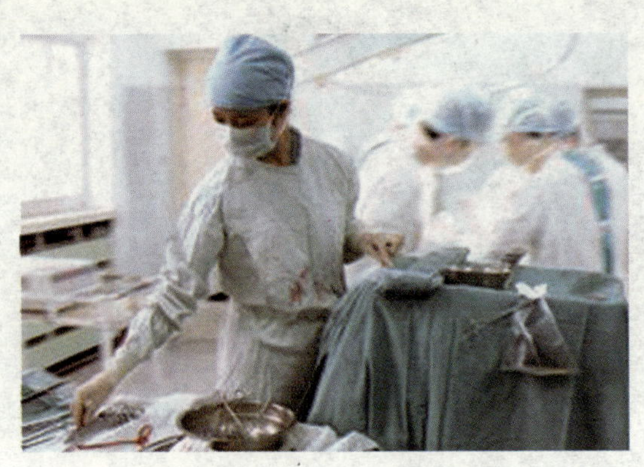

图 8-10 护士的慎独与责任心

护士的责任心是护士综合素质的核心内容，也是护士综合素质的最美体现；护士的慎独修养是护士综合修养的灵魂。这种内在美在外在形象美的衬托下，树立了护士良好的社会形象。

它虽有群体性，但更多的情况下是单独工作。

如值午班、夜班、进行各种治疗、护理活动时，患者失去知觉，表现昏迷、休克时，婴幼儿无法表达意见和丧失主动能力时，都无人也无法监督护理工作的细节，护士在工作中仔细、马虎，多干、少干，有时不易被觉察，全凭良心道义、职业道德来约束自己，护士的行为决定着患者的康复与安危。因此“慎独”在护士整个服务过程中显得尤为重要。

4. 无私奉献 选择了护士便选择了奉献，也选择了执著的信念。护理工作是知识、技术，爱心的结合，患者康复的重要保证。黑夜的恐怖加上生物钟颠倒；超负荷的工作连着疲惫的心身，想着的还是患者的需要；面对许多渴求健康的目光，护士用鼓励的眼神传递力量，用有力的双手搀扶着患者越过心灵的沼泽地，带给患者摆脱病魔的勇气和一份生存的基本需要，用心理学知识抚慰心灵空寂的患者轻松地进入梦乡，用语言美学知识为患者补充疾病康复的健康指导。不求回报，只求奉献成了护士心中的骄傲。

战斗在“非典”一线的护士，将个人安危置之度外，同病魔奋力搏击；在抗震救灾中，护士在那生死时刻创造了一个又一个的生命奇迹。患者的事无小事，把问题回答得耐心详细一点，把工作做得再细致一点，面对患者微笑再多一点。从某种意义上说，这些细节同样可以达到治病的效果，只要有心，再平凡的工作对于患者也有着重大的意义。

“燃烧自己，照亮别人”的南丁格尔精神：第四十届南丁格尔奖5位中国获奖者之一的刘振华同志，在28年里她始终以爱心、细心、耐心、责任心投身于麻风患者的护理工作，把自己最美好的青春年华奉献给了麻风专科护理工作，兢兢业业，无私奉献，无怨无悔。她常说：“我是护士，患者的需要就是我的工作，如果离开了这些，护士的工作就失去了意义。”燃烧自己，照亮别人，刘振华同志的爱岗敬业、甘于奉献，正是体现了新时代的南丁格尔精神。

席勒说：“只有美才能使全世界幸福，谁要是受到美的魅力的诱惑，他就会忘掉自己的局限。”护士职业的美在于它可以给濒危的躯体注入生的活力，给人的生命带来新的曙光。护士是个崇高的职业，在人们眼中，护士就是“白衣天使”，这不仅是对护士的赞颂，也是人们在需要健康帮助时对护士的期望。在护理工作中，护士按照美的法则去体现优美的语言、行为，用崇高的职业道德和精神创造一个和谐的医疗环境和氛围，让患者感受到生活的美好，从而产生战胜疾病的勇气。

（赵　颖）

（一）思考题：

1. 什么是优美？什么是崇高？
2. 简述优美和崇高的美学特征与审美功能。
3. 简要比较优美与崇高。

（二）实践训练题

1. 讨论：你是如何理解护士的优美与崇高的？
2. 通过观察医生或护士的日常工作，列举医护人员的优美与崇高表现。

第九章　悲剧和喜剧

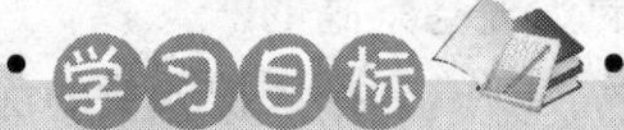

学习目标

1. 掌握悲剧和喜剧的特征与类型。
2. 熟悉悲剧和喜剧的审美功能。
3. 了解悲剧和喜剧的本质。

悲剧与喜剧渗透于戏剧及各类艺术之中。悲剧使人获得崇高感，能震撼人的心灵，使人的精神境界得到升华，坚定人对真善美的不懈追求；喜剧以诙谐幽默的艺术形式体现深刻的社会内容，使人们在笑声中获得审美需要的满足，提高精神境界，丰富生活情趣，提高身心健康。

第一节　悲　　剧

一、认 知 悲 剧

（一）悲剧的概念

就悲剧本身而言，是以剧中主人公与现实之间不可调和的冲突及其悲惨的结局，构成基本内容的作品。它的主人公大都是人们理想、愿望的代表者。悲剧以悲惨的结局来揭示生活中的罪恶，用鲁迅的话说："悲剧即将人生有价值的东西毁灭给人看"，从而激起观众的悲愤及崇敬，达到陶冶思想情操的目的。

亚里士多德把悲剧定义为：悲剧是对一个严肃完整，有一定长度的行动的模仿；它用的是语言，具有各种精心雕琢的装饰，各就其位用在剧的各个部分；模仿的样式是戏剧表演，不是一味描述；通过引起怜悯和恐惧之情，而使这两种情感得到净化。

悲剧的美表明，在人类历史上，那些体现历史发展客观规律的社会力量，与违背历史发展客观规律的社会力量所进行的斗争，都是"历史的必然要求"。历史的进步从来都是艰难曲折的，是前进性与曲折性相结合的。"出师未捷身先死，常使英雄泪满襟。"真受挫，美失败，善遭毁，越加能暴露出现实存在的不合理性及其必然灭亡的趋势，越加能充分显示出实践主体的合理要求和必然胜利的趋势。这样的悲剧美，必定使人在悲伤中深沉思考，在愤怒中激励斗志，在惊叹中鼓舞信念，在感奋中增添追求真理的勇气。其悲惨的结局却必定能使人产生震撼激荡的特殊美感。

悲剧在审美中虽然展示了人生存在的弱小无力及最后以失败告终，但是并没有体现消极的人生意义。恰恰相反，它包含着积极的人生意义，因为悲剧审美的核心是对压迫和毁灭的抗争，正因为面对强大的对象，“明知山有虎，偏向虎山行”，这就昭示了真善美的伟大意义和永恒价值。

（二）悲剧的起源与发展

悲剧起源于古希腊的酒神祭祀。在祭祀中，合唱队会表演歌舞祭祀酒神狄俄尼索斯，这种歌舞被称为“酒神颂”。“酒神颂”被逐渐扩大并固定为一种叙事体——神话和英雄传说。它从诞生开始就占据了西方文学主流的地位，并一直被认为是“最高的诗”。古希腊的亚里士多德第一个探索了悲剧的艺术特征并奠定了悲剧的理论基础。此后，西方哲学家黑格尔、尼采、叔本华都对悲剧进行过深入的研究。中国古代戏剧理论中没有“悲剧”这个词，只有“苦戏”。“悲剧”一词是在鸦片战争后被引进中国的。

（三）美学意义上的悲剧

1. 与日常生活中所说“悲剧”的含义不尽相同　它不是单纯的悲惨、悲痛、悲哀、悲伤或死亡，而是有深刻的人生意义、社会意义。人们能够借助于它引起怜悯和恐惧之情，进而净化人的灵魂、陶冶人的情感，使人奋发兴起、提高精神境界。

2. 与作为戏剧类型的“悲剧”的含义不尽相同　戏剧中的“悲剧”是与“喜剧”、“正剧”并列的、按照戏剧冲突的性质所划分的一种戏剧类型，其上可能也有喜剧因素；而美学上的悲剧是美的一个范畴，它既可以存在于戏剧中，也可以存在于文学、音乐、舞蹈、绘画、电影等艺术种类中，而且还广泛地存在于历史和现实的社会生活中。

3. 以艺术中的悲剧为主要对象　艺术中的悲剧，是艺术家对现实生活中的悲剧现象运用进步的美学理想进行典型化、集中化的结果，因而其能直接显示出巨大的审美意义。因此迄今为止在美学学科里所探讨的“悲剧”实际上是以艺术中的悲剧为主要对象的。

二、悲剧的本质与类型

（一）悲剧的本质

1. 亚里士多德的观点　①悲剧是对于一个严肃、完整、有一定长度的行动的模仿；②悲剧有特定的对象，特定的人物，“是对于比一般人好的人的模仿”；③悲剧所引起的对人的恐惧与怜悯之情，在积极方面能起“陶冶”作用。

2. 黑格尔的观点　他从矛盾冲突出发来研究悲剧，认为：①悲剧不是个人的偶然的原因造成的，而是两种实体性伦理力量的冲突；②悲剧是两种合理观念斗争的必然结果；③悲剧的根源不是现实生活中各种物质力量或阶级力量的矛盾冲突，而是两种伦理观念的冲突；④悲剧还具有一定的乐观主义因素。他强调悲剧通过双方的冲突，扬弃了各自的片面性，悲剧所毁灭的是双方的片面性，肯定了双方的合理性，所谓“永恒正义”得到了胜利。

3. 车尔尼雪夫斯基的观点　①“悲剧是人生中可怕的事物”，“悲剧是人的苦难和死亡，这苦难或死亡即使不显现出任何无限强大与不可战胜的力量，也已经完全足够使我们充满恐怖和同情。无论人的苦难和死亡的原因是偶然还是必然，苦难和死亡反正都是可怕的。”②在生活中并不是任何苦难与死亡都是悲剧，正如生活中并不是任何可笑的事情都是喜剧一样。③车尔尼雪夫斯基的悲剧理论，虽然强调了悲剧来源于现实生活，但却否认悲剧矛盾的必然性，这恰好暴露了他的旧唯物主义的缺陷。

4. 马克思主义的观点 马克思、恩格斯从辩证唯物主义和历史唯物主义出发，科学地研究了人类社会发展的规律，在这个基础上对悲剧的本质作了深刻的说明。正如恩格斯所说，悲剧的本质是历史的必然要求和这个要求的实际上不可能实现之间的悲剧性冲突。悲剧本质在于客观现实中的矛盾冲突，这种冲突有其客观的历史必然性。

5. 鲁迅的观点 鲁迅认为，悲剧是将人生有价值的东西毁灭给人看。这里所说的“人生有价值的东西”，是指那些合乎历史必然性的真善美；这里所说的“毁灭”是指这些有价值的东西在特定历史条件下所遭受的挫折、失败和牺牲。在毁灭中表现出代表真善美的正面人物所具有的巨大的精神力量。

(二) 悲剧的类型

1. 亚里士多德 把悲剧分为复杂情节悲剧、性格悲剧(或命运悲剧)、情景悲剧、苦难悲剧四种类型。

2. 黑格尔 在《美学》中把悲剧分为三种类型，即命运悲剧(古希腊悲剧)、性格悲剧(文艺复兴时期悲剧，尤其是莎士比亚的悲剧)和伦理冲突悲剧(近代悲剧)。

3. 叔本华 把悲剧分为三种类型，即主人公性格缺陷导致的悲剧、盲目命运导致的悲剧和社会地位相互对立导致的悲剧。

4. 其他 有后人把悲剧的类型概括为以下四种：命运悲剧(神秘力量与现实人生的矛盾冲突)、性格悲剧(性格内在矛盾冲突)、社会悲剧(理想与现实的矛盾冲突)、历史悲剧(历史必然性和现实可能性的矛盾冲突)。

5. 根据悲剧人物形象，一般分为两种类型。

(1)英雄人物悲剧：这类悲剧往往表现的是政治斗争、阶级斗争、民族斗争中的重大题材。悲剧双方往往是不同阶级、不同政治力量的代表，正义与邪恶势力营垒分明。悲剧主人公一般禀赋高贵，具有崇高的品质与远大的理想，肩负着不同寻常的使命，忠实于自己的公民职责，将国家、阶级、民族的利益看得至高无上，为此不惜牺牲爱情、亲人和生命。古希腊悲剧《被缚的普罗米修斯》正是这一悲剧人物的代表。像这样为了人类的事业，为了美好的理想，甘愿遭受苦难和牺牲的精神，所揭示的正是古代新生的民主要求与落后的奴隶制专制制度的冲突(图 9-1)。

这类人物具有正面的形象、正义的素质、高尚的品质，他们的不幸、苦难、死亡总是具有一定的历史必然性。按照社会历史发展的要求，这种正面素质和正义行动本应得以合理的存在和发展，但在特定历史条件下却受到了假恶丑的打击、迫害和摧残，结果遭到不幸、苦难甚至死亡，成为他们的悲剧。这类悲剧总是有一种英雄的壮丽色彩，但他们崇高的形象会随着苦难而增长，在人们情感中也总充满了惊叹和赞美。

(2)小人物悲剧：“小人物”是与英雄人物相区别的平常人物，他们不像英雄人物们有远大的理想与抱负，而是只求过一个普通人的普通生活。但由于各种原因，他们的这种“普通”追求却得不到实现，造成悲剧。与他们相对立的不是某一个人，而是来自社会各个角落的有形与无形的巨网。

关汉卿的《窦娥冤》以元代的社会政治和人民生活为背景，通过剧中人窦娥一生的遭遇，反映了人民所受的压迫与妇女的不幸，深刻揭露了元代贵族统治者给人民带来的惨重灾难，塑造了一个至死不屈的善良的平民妇女的形象。剧中的一段段唱词问天问地，义正词严，句句是血，字字是泪，使人感到痛心疾首，义愤难平。在那个黑暗制度中，这种追求一个人的生存权是合理要求，也可以说是黑暗制度下的新生力量，但她本身也有“片面性”，“不告官司只

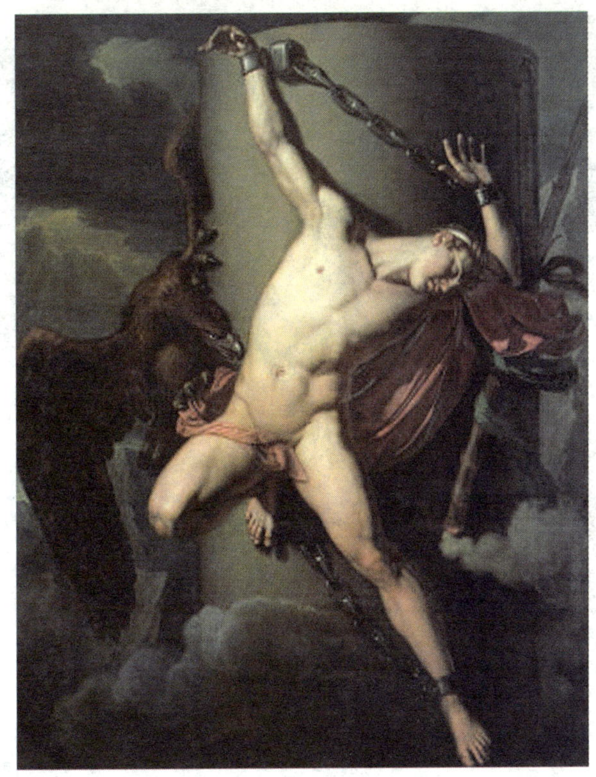

图 9-1　被缚的普罗米修斯

普罗米修斯违背宙斯的意志偷火给人间，让人类有科学文化知识，使人类学会各种技艺并得到发展，救人类免于死亡，过上光明、温暖、幸福的生活。他虽然因此被宙斯钉在高加索山上，戴着镣铐，忍受着巨大的痛苦，却坚信正义必然战胜邪恶。宙斯让老鹰啄食他、让雷神击他，他宁愿受苦一万年，也绝不向宙斯投降屈服。

告天"，她如同当时的大多数下层人民一样，没有阶级意识的觉醒，而按照封建义理道德行事，寄希望于黑暗社会的仁慈，最终她的"必然要求"得不到实现，"有价值的东西"得到毁灭，造成她的悲剧（图 9-2）。

三、悲剧的特征与审美功能

（一）悲剧的特征

1. 否定中的肯定　它通过对人生存在的否定性体验，从而展现对人生存在的价值的肯定。它呈现给审美主体的往往是艰难困苦、曲折不幸及真善美的被压制、被摧残、被毁灭，从而与审美主体的理想价值相抵牾。但悲剧的主人公却从精神上战胜了艰难困苦与曲折不幸，表现出对自身力量的信心与肯定。

2. 冲突中的超越　悲剧的审美冲突体现的是人与自然、社会及自身存在的冲突和超越。如《被缚的普罗米修斯》体现人与自然、社会的冲突，古希腊悲剧《俄狄浦斯王》反映人的存在与无情命运的抗争，《窦娥冤》、《红楼梦》是对人的存在的自由解放价值的弘扬。正是这种人生生存中对冲突的体验，构成了悲剧艺术的基本审美价值。

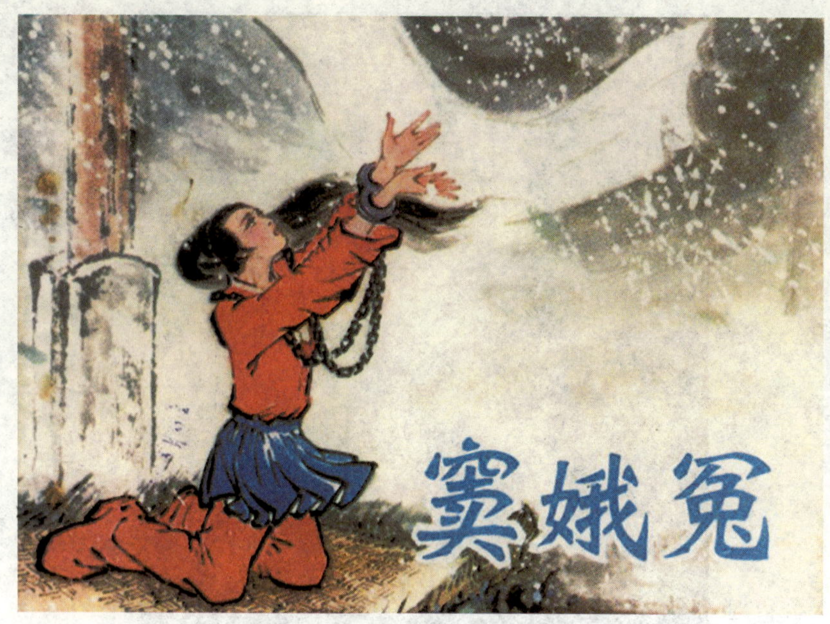

图 9-2 《窦娥冤》

窦娥在公堂上受尽了苦刑，“捱千般拷打，鲜血淋漓，一杖下，一道血，一层皮。”将窦娥屈打成招，判为死罪。这时窦娥才看清：“衙门自古向南开，就中无个不冤哉！”她愤愤地唱出：“天哪！怎么的覆盆不见太阳晖！”在刑场上，更是惊心动魄地抒发了她的不平之鸣。“有日月朝暮悬，有鬼神掌着生死权，天地也，只合把清浊分辨，可怎生糊涂了盗跖颜渊。为善的受贫穷更命短，造恶的享富贵又寿延。天地也，做得个怕硬欺软，却原来也这般顺水推船。地也，你不分好歹何为地？天也，你错勘贤愚枉做天！哎，只落得两泪涟涟。”

3. 感悟中的愉悦 悲剧的情感体验是一种对人生存在的深层体验。悲剧审美体验不只是停留在个人肤浅的怜悯、恐惧感情上，而是体现出对人及整个人类命运的深层思考和感悟，最终是一种审美愉悦。这种美感必须具有以下特点：①悲剧人物一般来说是代表真善美的正面人物，即“好人”；②悲剧人物的苦难或灭亡必须是社会矛盾冲突引起的，或由生产斗争引起、或由人性的某些弱点引起；③悲剧必须能使人奋发向上，提高精神境界，产生美的愉悦，即化悲痛为力量。

（二）悲剧的审美功能

1. 悲剧使人获得崇高感 由于悲剧反映了先进的社会力量在严酷实践斗争中的苦难和死亡，真善美暂时被假恶丑所压倒，因此悲剧首先使人产生一种痛苦之感，但是最终使人在痛苦之中产生愉快，使人的心灵受到极大的震撼，这就是悲剧中的崇高感。其作用有：①使人认识到生活的道路是充满了矛盾、曲折和艰苦的，为了实现伟大的理想，需要付出代价，甚至生命；②能让人面对不幸时，减少悲哀，使人们将会更有信心面对困难，认识困难，改善困难，最终征服困难。帮助人克服盲目乐观或消极悲观，提高人的道德感和精神力量，培养人为实现人类美好理想而不懈斗争的勇气和激情。

2. 悲剧使人得到锤炼 人们在欣赏悲剧时不仅仅是流泪，而由于真善美在受到摧残的同时，显示出极其光辉的品质与伟大的精神，这就使人们在道德上受到提炼、感情上受到陶冶，激起人们对丑恶事物的憎恨，增强人们对美丑的鉴别能力。

3. 悲剧使人化悲痛为力量　悲剧必然使人产生痛苦，但它能使人化悲痛为力量，使人从先进人物的毁灭中认识到真善美，激发人们学习悲剧主人公在严酷的实践斗争中所表现出来的崇高品质和精神力量。它能唤醒人们，能鼓舞斗志，从而使人们受到教育。悲剧所体现的伟大力量、斗争精神、英雄气概，使人在惊赞的同时受到莫大的鼓舞与振奋，能激发人的生命感和努力向上的意识。

第二节　喜　　剧

一、认知喜剧

（一）喜剧的概念

喜剧作为一种戏剧类型，根源于社会生活中的矛盾冲突，具有客观的社会价值和社会内容。喜剧一般以夸张的手法、巧妙的结构、诙谐的台词及对喜剧性格的刻画，从而引人对丑的、滑稽的予以嘲笑，对正常的人生和美好的理想予以肯定。喜剧内容可为带有讽刺及政治机智或才智的社会批判，或为纯粹的闹剧或滑稽剧。喜剧冲突的解决一般比较轻快，往往以代表进步力量的主人公获得胜利或如愿以偿为结局。

在喜剧中，主人公一般以滑稽、幽默及对旁人无伤害的丑陋、乖僻，表现生活中或丑、或美、或悲的一面。喜剧性人物虽置身于矛盾冲突之中，却没有意识到自己所处在矛盾之中，对自己的可笑境地全然不觉。他们不会对外在世界及自我产生任何怀疑，却热衷于追逐那蝇头微利、蜗角虚名，甚至为那些毫无意义、毫无价值的所得而心满意足，或者以不现实的、空幻的行动作为严肃的目标，实际上却最终一切落空。即便如此，喜剧人物也不会因此而痛不欲生，不会深刻地自我反省。难免令人可笑，成为喜剧，笑的同时否定了假恶丑、肯定了真善美，使人获得审美意义。喜剧的笑是明朗的、高尚的、肯定理想的笑。

喜剧的审美价值不在对现实的单纯否定或肯定，而在显示理想对现实的胜利。

（二）喜剧的起源与发展

喜剧最早产生于古希腊，意思为“狂欢歌舞剧”。它起源于农民收获葡萄时节祭祀酒神狄奥尼苏斯时的狂欢游行，游行者化装为鸟兽，载歌载舞，后来演变为一种滑稽戏，成为喜剧的前身。此后，它作为一种戏剧体裁逐步发展成熟，并诞生了伟大的喜剧家阿里斯托芬，使喜剧成为以艺术手段对社会不良现象进行讽刺和批评的重要方式之一。

阿里斯托芬是整个欧洲的喜剧之父，正是他奠定了西方文学中喜剧以滑稽形式表现严肃主题的传统。阿里斯托芬的喜剧剧本完整流传下来的比较著名的包括《巴比伦人》、《云》、《鸟》、《骑士》、《阿卡奈人》等。其中《鸟》是最优秀的作品，也是古希腊现存的结构最完整的寓言喜剧，是乌托邦喜剧的滥觞。到16、17世纪以莎士比亚、莫里哀为代表，18世纪以意大利的哥尔多尼及法国的博马舍为代表，19世纪以俄国的果戈理为代表。

中国喜剧起源很早，雏形可追溯到秦汉，当时的俳（即俳优），就是以乐舞戏谑为业的艺人。到唐宋流行的参军戏，主要由参军、苍鹘两个角色表演，通过滑稽的对话和动作，引人发笑。直到宋代以后，约公元12世纪才产生出有完整情节内容的成熟的喜剧艺术。中国古典戏曲中有丰富的喜剧遗产，如《救风尘》、《玉簪记》、《炼印》等。

在长期的历史发展中,“喜剧”一词的含义逐渐突破了一种戏剧类型的限制,上升成为泛指一切艺术和生活中令人感到可笑的对象的审美范畴。所以喜剧在广义上是一个审美范畴,与悲剧相对应;在狭义上特指戏剧的一个种类。

二、喜剧的本质与类型

(一) 喜剧的本质

1. 亚里士多德的观点 在西方美学史上,最早把喜剧作为美学范畴并研究其本质的是亚里士多德。他在《诗学》中指出:“喜剧的模仿对象是比一般人较差的人物。所谓‘较差’,并非指一般意义的‘坏’,而是指具有丑的一种形式,即可笑性(滑稽)。可笑的东西是一种对旁人无伤,不至引起痛感的丑陋或乖讹。如喜剧面具虽是又丑又怪,但不至引起痛感。”另一古希腊佚名作者的《喜剧论纲》指出:“喜剧是对于一个可笑的、有缺点的、有相当长度的行动的模仿。”

2. 康德的观点 康德没有系统的喜剧理论,他试图揭示笑的本质:“在一切引起活泼的撼动人的大笑里,必然有某种荒谬背理的东西存在着……笑是一种从紧张的期待转化为虚无的感情。”

3. 黑格尔的观点 黑格尔从唯心主义辩证法出发,建立了较为完整的喜剧理论。他认为:①主体性是喜剧的本质特征,也是喜剧性矛盾的源泉;②喜剧都具有可笑性,但并非一切可笑性都是喜剧,两者应当加以区别;③喜剧的基本特点在于喜剧的主体(人物)追求的不是严肃、重大的目的,而是某种自身微不足道的,没有什么价值的,甚至是虚伪的、自相矛盾的东西。主体往往以一种愉快和自信的心情,试图实现一切目的,而实际上由于目的的虚幻和无价值,不得不四处碰壁,必然走向最后的毁灭,然而他并不把这失败或毁灭放在眼里。

4. 马克思主义的观点 马克思把喜剧看做历史发展中新旧两种社会力量斗争的产物,深刻揭示了喜剧的社会本质。在《黑格尔法哲学批判导言》中指出,当欧洲历史已经进入资本主义时代的情况下,依然保留封建割据的“现代德国制度是一个时代错误……它向全世界表明旧制度毫不中用;它只是想象自己具有自信,并且要求世界也这样想象”,这种“用另外一个本质的假象来把自己的本质掩盖起来”的“现代的旧制度不过是真正的主角已经死去的那种世界制度的丑角。历史不断前进,经过许多阶段才把陈旧的生活方式送进坟墓。世界历史形式的最后一个阶段就是喜剧……历史的进程为什么是这样的呢?这是为了使人类能够愉快地同自己的过去诀别。”并且认为,一切伟大的历史事件和人物,在历史上都会出现两次,“第一次是作为悲剧出现,第二次是作为喜剧出现。”

5. 鲁迅的观点 “喜剧将那无价值的撕破给人看。”所谓“无价值的”,就是指失去存在根据或正在失去存在根据的丑,或脱离生活常规的不合正常情理的丑。它为了求得自己存在的合理性,就要强装为美,当人们撕破其美丽的外衣时,就暴露出其丑恶的本质,显示出十分的荒唐、谬误,引人发笑。

(二) 喜剧的类型

1. 讽刺喜剧

(1)对敌人的辛辣讽刺:这种讽刺要充分暴露敌人的丑恶本质,像利剑和烈火一样,剥下和烧毁丑恶事物的伪装,使其原形毕露,在笑声中蕴涵着愤怒和憎恶。

我国无产阶级文化先锋、讽刺艺术大师鲁迅的杂文,“简直可以说全是反虚伪的战书”,他在反帝、反封建的斗争中,以讽刺为武器,毫不留情地与形形色色的敌人进行斗争,他笑得总是那样辛辣尖刻，痛快淋漓，带有一种对丑摧毁的威力，既无情地撕下丑的虚伪的假面，又精辟入理地揭露了丑的实质，引发人们讥讽、嘲笑的笑，表达人们对丑恶势力的蔑视与仇恨。如鲁迅的《丧家的资本家的乏走狗》中，对资产阶级文人梁实秋进行了无情的讽刺挖苦。

(2)对人民内部某些严重错误现象和思想的讽刺：这种讽刺是一种充满善意的批判，主要用来批评某些不良社会现象和恶习，使之成为笑柄，使人在笑声中认识错误的本质及其严重性和危害性。在这种喜剧中，尽管批评是尖锐的，一针见血的，但一般只侧重揭示事理，而不过分丑化人物形象。虽然笑中带刺，但要把握分寸，要在带刺的笑声中体现了善意的出发点和态度。

鲁迅对阿Q(图 9-3)、小D、王胡的讽刺是非常尖锐深刻的，但鲁迅的“哀其不幸、怒其不争”的心地，却充满了对他们的同情和希望。艺术家在处理这类题材时，为了避免丑化人物，常常避免画人物面部，或以事物作象征，不出现人物形象。

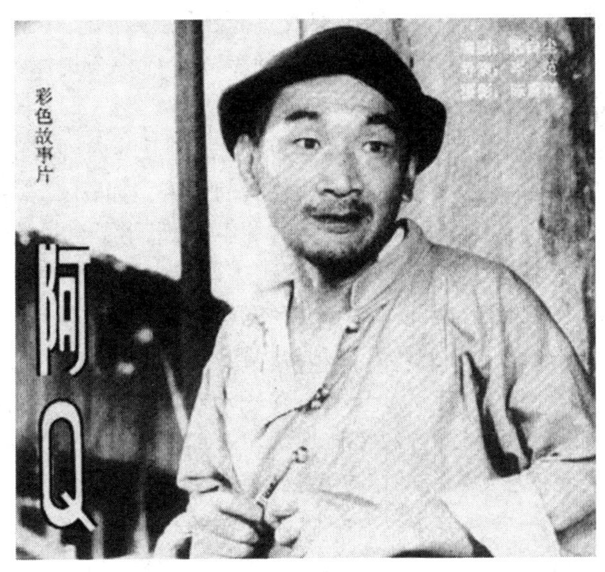

图 9-3　故事片《阿 Q》剧照

《阿Q正传》是鲁迅唯一的一部中篇小说。鲁迅在谈到这篇小说的写作动机时曾经说过，主要是为了揭示“国人的灵魂”。所描述的阿Q性格的最主要的特征是“精神胜利法”。鲁迅在这篇小说中表现出了改造“国民性”的思想，对阿Q表现出“哀其不幸，怒其不争”的态度。小说通过阿Q和他周围人的冷漠形象地揭示了中国农民的麻木和不觉悟，揭示了人性的弱点，也折射出中国资产阶级革命的致命弱点。

2. 幽默喜剧

(1)幽默的形式：通过直率与风趣的形式，诙谐、含蓄地揭露、批评、揶揄和嘲笑社会生活中乖讹、不合理、自相矛盾的事物和现象，使人们在微笑中愉快地与过去诀别；或诙谐有趣的歌颂生活中的新事物，使人们高兴地迎接未来的美好生活。列宁认为：“幽默是一种优美的、健康的品质。”车尔尼雪夫斯基认为“幽默感是自尊、自嘲与自鄙之间的混合”。

(2)与讽刺交织：幽默喜剧常常是与讽刺交织在一起的，讽刺中也常常通过幽默引起人们的笑声。可以说，幽默喜剧就是讽刺喜剧，只是程度轻微一些。

人们之所以要分讽刺喜剧与幽默喜剧，主要是因为幽默喜剧除了能反映讽刺喜剧所能反映的内容外，还能反映讽刺喜剧所不能反映的内容，即反映社会生活中的肯定现象，对新的事物和正面人物通过幽默进行歌颂，以机智、诙谐的形式引发人们的轻松愉快的笑。反映生活中否定现象的作品中，常常通过表现先进势力取得绝对优势条件下对敌人的戏弄与轻侮、揭露敌人的腐朽本质，引发人们的自豪与畅快的笑声；也常常通过那些善良的正面人物，怀着善良的愿望却由于某种不自觉的过失，犯下了与动机不相符的小错误来产生幽默效果。这种幽默喜剧包含了艺术家对生活中的某些错误现象的诚挚批评，流露出艺术家的同情之感。反映生活中肯定现象的作品中，常常通过正面人物、正面事件“丑陋”而让人发笑的形式来表现其“美好”的内涵，达到歌颂正面人物、正面事件的目的。

3. 滑稽喜剧

(1)肯定性滑稽：是指以丑的形式表现着美的内容，以其幽默的形式，引人发笑。常用蠢笨、机械的或丑的外观形式表现言行上的机智或敏捷。如《西游记》中的孙悟空、猪八戒的形象，《水浒传》中的黑旋风李逵的形象就属于此。其美学特征是合规律、合目的的事物，采用不合目的、不合规律的外观。

(2)否定性滑稽：是以表里、名实等不协调的形式表现丑的内容。由于其内在的空虚和无价值，“自炫为美”时，就会显示出夸张、歪曲、荒唐的可笑。如《小二黑结婚》中的三仙姑形象就属于此。其美学特征是，不合规律、不合目的的事物，采用了合目的、合规律的外观。

此外，日常生活中的滑稽喜剧，可以说是人物、事物离开了它的逻辑轨迹所造成的。人物、事物都各自有特定的生活逻辑轨迹，而且这种逻辑轨迹在人们头脑中形成了观念。如教师应该是文质彬彬的；帽子总是与头大小相配的；眉毛总是横长在眼眶上边的；人们走路的时候，总是左手右脚、右手左脚的行步。长期的实践活动，使得这些观念深深地印在了人们脑海中，成为一种判断人物、事物言行的惯性思维。一旦当某人或某物言行离开了他们的正常轨迹，便引起人们对这种唐突言行的不可思议，甚至可笑。这些人物、事物就变成滑稽的形象。如某人某一天戴了一顶非常小或者非常大的帽子、戏剧中的丑角将眉毛画在眼睛下方都让人感到滑稽好笑。

三、喜剧的特征与审美功能

(一) 喜剧的特征

1. 社会性 喜剧只存在于人的行动和社会事件中，而不存在于纯粹的自然事物中。只有在社会生活中产生的那些内容与形式、动机与效果不一致而引人发笑的事和行为，才是喜剧性的。这些可笑的事物或好、或坏，或值得赞扬、或应该批判，或好中有坏、或坏中有好。于是产生了不同效果、不同性质的笑。在自然界中，有很多事物所显示出的丑的特征，之所以觉得滑稽，是因为作为审美主体的人的情感赋予它们滑稽内容的缘故。

2. 寓庄于谐 “庄”是指喜剧所体现的深刻社会内容是庄重的；“谐”则指主题思想所赖以表现的形式是诙谐可笑的。在喜剧中“庄”与“谐”处于辩证统一的状态。失去了深刻的主题思想，喜剧也就失去了灵魂；但是没有诙谐可笑的形式，喜剧也就不能成为真正的喜剧。“寓庄于谐”的美学效果靠两条途径：一是在倒错中显真实，二是以夸张揭示荒诞。如《红楼梦》中宝玉、薛蟠等人行酒令一场。呆霸王薛蟠胸无点墨，粗俗不堪，却偏偏附庸风雅去作诗。在急得万般无奈、抓耳挠腮时，情急中作出“女儿悲，嫁个男人是乌龟；女儿愁，绣房里钻出个大马猴”的诗，成为喜剧。这个滑稽可笑的情节正是绝妙地讽刺了这个恶少丑的形象，他的伪装斯文掩盖不了自己粗俗无赖的本质，因而这种欲盖弥彰的倒错更为可笑。

3. 引人发笑　喜剧使人在笑声中得到美的享受，是人们用胜利的笑声告别过去的一种审美类型。喜剧中的笑来自现实矛盾中先进社会力量的胜利，来自先进社会力量在实践和精神上的优越，是美对丑的压倒。喜剧的笑中包含着理性批判和犀利讽刺，在笑声中激起人们最后埋葬旧事物的信心和勇气，所以马克思说，喜剧使"人类能够愉快地和自己的过去诀别"；喜剧的笑还包含着人类对人的价值、对真善美的肯定，因而是一种严肃的笑。高尚的喜剧往往是接近悲剧的。

（二）喜剧的审美功能

喜剧艺术使人们在笑声中满足了审美需要，提高了精神境界；喜剧所引发的笑声，还能提高人的身心健康水平。笑是一面胜利的旗帜，使我们愉快地与过去诀别、愉快地向未来前进。笑是一种战斗的方式，能够揭露敌人的反动、腐朽、伪善，揭露严重阻碍社会进步的习惯势力及社会生活中的严重缺点和错误。笑是一场生动的教育，起到教育人民、鼓舞人民的作用，增强人们与丑恶现象和错误现象作斗争的力量和勇气，激励人们将丑坚决、彻底、干净地消灭，并激励人们满怀热情地去追求美好事物，创造美好生活。笑又是一种优美健康的品质，有利于培养人的乐观旷达的审美心理和幽默的人生态度，使人眼界开阔、心胸宽广，能在平凡中显出深刻的价值，让生活充满情趣。从卓别林的《摩登时代》（图9-4）里种种夸张可

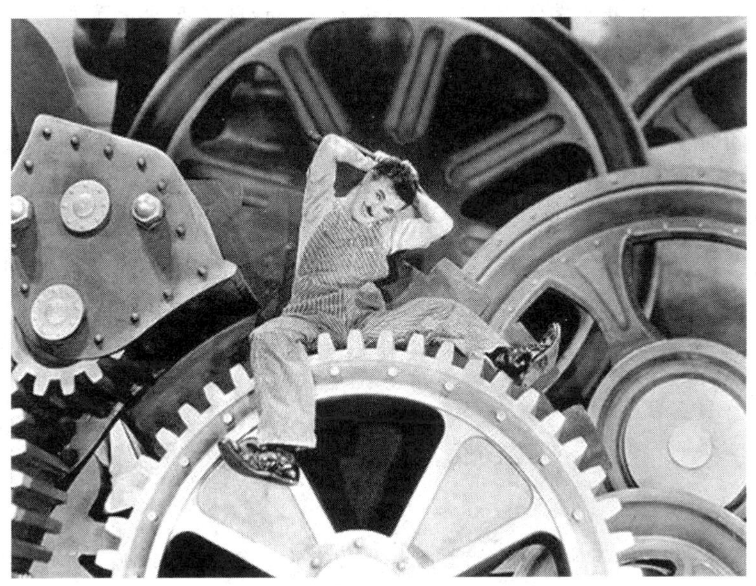

图 9-4　《摩登时代》卓别林

《摩登时代》主要采取了讽刺的手法，从一定程度上反映了当时社会的一些问题。故事发生在20世纪20年代美国经济萧条时期，工人夏尔洛在工厂干活。他在不断加快的传送带式的流水线上弄得麻木机械，把人的鼻子、纽扣当螺母拧；被失控的自动喂食机整得死去活来；甚至被卷入巨大的机器齿轮中。这一切都是与当时的经济危机给人们带来的生存危机有着密切的联系。夏尔洛最终失业了，无意中被当成了共产党领袖而锒铛入狱。但即使在艰难的生活中，夏尔洛和流浪女相濡以沫的场面，也给人以温馨感动的感觉，焕发着人性美的光辉。影片的结尾，夏尔洛和流浪女携手朝太阳升起的地方走去，使人振奋。

笑的喜剧性表现上,我们则可以体会到:由于长期在自动传送带旁从事拧螺帽这类极其机械、简单而又高度紧张的操作,工人畸形化发展,心理近乎变态,以至于见到衣服纽扣甚至鼻尖之类与螺帽近似的东西就要用钳子去拧。它体现了现代文明对人性的极度摧残,以及资本主义条件下异化劳动把工人变成机器的深深悲哀。

第三节 悲剧与喜剧

一、悲剧与喜剧的转化

悲剧和喜剧在表现主体与客体矛盾对立这一点上是相同的。社会生活中的许多事物都经历过从悲剧到喜剧的转化过程;在真善美与假恶丑的矛盾斗争中,也是由悲剧到喜剧再悲剧,不断地转化着、发展着。如果说悲剧的本质特征是通过丑对美的暂时压倒来揭示美的理想,侧重于对人的本质力量作间接肯定的话,那么,喜剧的本质特征侧重在对丑的直接否定中突出人的本质力量。

社会生活的许多事物,都曾不可避免地经历了从悲剧到喜剧的转换过程。在任何新旧事物的矛盾冲突中,起初,新生事物、新生力量总是弱小的,新旧势力交锋的结果必然是新事物受到挫折,其巨大历史事变常常以"悲剧"形式出现。但随着历史的发展,新旧力量的对比不断发生变化,旧事物最终要被新生事物取代。

黑格尔说:"喜剧用作基础的起点正是悲剧的终点"。如果说真正的喜剧接近悲剧,那么真正的悲剧则同时预示着喜剧的到来。生活中的很多喜剧、笑料,其根源其实是悲剧。悲剧向喜剧的转化,意味着实践征服自然和改造社会的不断胜利,意味着人类实践的必然发展。

在古代希腊,代表着异己的力量的神控制人类,最初以悲剧的崇高力量引起人们对神的敬畏。当人们在不断的实践中征服了自然的异己力量——神时,便出现了喜剧的繁荣,代表异己力量的诸神,成为嘲笑戏弄的滑稽对象。马克思曾说:"在埃斯库罗斯的《被缚的普罗米修斯》里已经悲剧式地受到一次致命伤的希腊之神,还要在琉善的《对话》中喜剧式地重死一次。"

二、悲剧与喜剧的结合

(一)悲剧中有喜剧

唐玄宗李隆基是唐代历史上统治时间最长的皇帝。在统治前期,功勋卓著;到天宝后期,开始走下坡路。正如《长恨歌》里所描写的一幕,就是生活中悲剧与喜剧结合的代表作。唐玄宗自从得到了"回眸一笑百媚生,六宫粉黛无颜色"的杨贵妃,便日夜沉醉于"芙蓉帐暖"之中,整天"承欢侍宴"、"仙乐飘飘"、"缓歌漫舞",不再早朝甚至不理朝政。这表现了作者对唐玄宗的辛辣的讽刺,也使我们已然感受到在唐玄宗与杨贵妃的极度"喜"中,已包含了"悲"的因素。从作者描写中,看来是乐到了极点,像是一幕喜剧;然而,极度的乐已然恰好反衬出无穷的悲。从此,带来唐玄宗的悲剧、国家的悲剧及他和杨贵妃的爱情悲剧。

(二)喜剧中有悲剧

所谓喜剧中的悲剧元素,是在喜剧中所蕴涵的令人深思而给人以悲情的一种悲剧情怀。如卓别林是以喜剧为载体表现悲剧。这种笑中有泪,泪中有笑的例子在影片《摩登时代》里表现得很充分。影片中的工人经过资本家的剥削与敲诈,变成了机器人式的工人,走在大街上看到纽扣也当成螺丝，影片给观众留下一种内心的悲痛，这不是可笑，而是令人发指的悲情。在周星驰的《喜剧之王》里面，主人公为了一盒盒饭而去跑龙套的写照，就表现了小人物们背负着沉重的生活压力，但也自找乐趣，在乐趣之后便是一番难以形容的悲情。这类喜剧中含有悲剧元素，但依然是喜剧。

（汪宝德）

（一）思考题

1. 简述悲剧与喜剧的类型和特征。
2. 简述悲剧与喜剧的转化。
3. 论述悲剧与喜剧的审美功能。

（二）实践训练题

1. 从美学的角度重新欣赏一次影片《摩登时代》，并谈谈观后感。
2. 分组讨论《红楼梦》的悲剧、喜剧情节和特点。

第十章　护理美学

1. 掌握护理美学的概念、护生应具备的审美素质。
2. 熟悉护理美学的临床应用、审美功能。
3. 了解护理美学的性质、研究对象、形成及发展。

护理美学是20世纪80年代末期开设并逐渐发展起来的一门新兴学科。随着素质教育的深入，已得到护理管理者及教育工作者的广泛重视，成为各层次护理专业学生的必修课及临床护士学习、提高的进修科目。它的形成和发展顺应了当代科技的发展和改革开放的时代潮流，促进了现代医学模式的转变和健康观念的更新；它的形成与发展，激活了人们的生命意识与内在情感，推动着人们的审美意识不断地向着生命活力的高层次演进。

第一节　认知护理美学

一、护理美学的概念与性质

（一）护理美学的概念

护理美学是运用美学的基本原理从护理学角度出发，研究护理领域中的审美规律和护理过程中美学现象的一门新兴的学科。护理美学不仅是护理理论中所表现出来的理性美以及护士在护理实践过程中体现出来的感性美，更泛指护理领域中一切美的总和。

护理美学是医学美学的一个重要分支，是美学与护理学相互渗透的产物；是美学理论在护理领域中的应用和落实；是融美学知识与护理专业知识于一体的交叉应用学科。

（二）护理美学的性质

1. 护理理念蕴涵着美　护理工作的对象是人，在护理理念中着重强调了人文护理精神，南丁格尔曾说："护士必须区别护理患者与护理疾病之间的差别，着眼于整体的艺术。"在这里，护理的美体现在尊重人的价值上。

2. 护理队伍展示着美　护士高雅端庄的仪表，礼貌得体的语言，真诚友好的微笑，轻巧娴熟的动作，都使患者在接受护理服务的同时，身心愉悦，感受到美。

3. 护理过程体现着美 护理工作整体化、规范化、多样化的统一原则，充分体现了和谐美和节奏美，通过不同的渠道和方式，让患者感受到护士真诚的关爱和体贴，领略到护理美的内涵。

二、护理美学的研究对象

护理美学的研究应当结合护理专业发展的趋势与特点，不仅要将“人”作为研究的中心和重点，更要紧密地联系现代护理的四个基本概念“人、环境、健康、护理”，研究中要将服务对象的各种心理、生理、审美、文化需求具体考虑。对护理实践活动中体现出来的一切美的现象及其发生、发展、变化的规律，从美学的角度去探究升华，从而总结护理美的本质与内涵、探讨护理审美观念、审美标准、审美教育与审美评价，解析和阐述护理科学中美的特性。

三、护理美学的形成和发展

远古时期虽无“护理”一词，但已有护理的实际活动表现，例如抚育幼小、照顾伤患、处理死亡等，可以说自有人类以来即有了护理。但直到 1860 年南丁格尔创立护理学时，护理才作为一项“事业”进入了一个新的境界。她倡导从事护理工作的人应该具有“高尚的品格、相当的专业知识、专门的操作技能”的专业思想，并把专业理论与艺术、伦理等做了有机的结合，为护理美学的形成和发展奠定了基础。

20 世纪以来，随着医学模式的转变和护理学科的发展，护理工作被赋予了更多的内涵，护理学科的发展也需要更多的美学支持。一方面，随着美学的研究领域不断扩大，为护理美学的形成提供了有利条件。而另一方面，随着社会对人类本质的重新认识，对护理美的要求也越来越高，使得护理美学成为护理高等教育中一门不可缺少的专业理论课程，并逐步向应用领域拓宽，形成了一门新兴的学科。

第二节 应用护理美学

一、护理美学的临床应用

(一) 临床护理中的审美原则

1. 尊重生命美 在临床治疗护理中，尊重生命、积极维护和挽救生命是护士的首要任务。美与生命是不能分开的，正如俄罗斯作家邦达列夫所说：“美与生命连在一起，生命与爱连在一起，而爱则和人类连在一起。”只有懂得尊重生命的护士，才能珍惜生命，才会主动、积极地投入工作，挽救生命，这样的护士才是真正懂得生活美的人。尊重生命是一种高尚的美德，是一个人内在修养的外在表现，是一种文明的社交方式，更是顺利开展护理工作的基石。尊重他人生命的同时，也是对自身、对职业、对社会的尊重。

人的生命是宝贵的，维护生命的行为更是美好、高尚的。曾经有一位患者，当被家人送到医院时已是危在旦夕，医生护士们立即投入到了紧张的抢救工作中，空气中弥漫着守护生命的紧张。时间一分一秒过去了，患者终于转危为安，家属含泪向在场的医护人员深深地鞠了一躬，说：“谢谢你们，原来我最尊重的是老师，现在我知道了，你们更是应该受到尊重的人，你们不仅是白衣天使，更是一群守护生命的战士。”一句话，湿润了所有医护人员的双眸，质朴的情感在这里描绘出了最美的画卷。

2. 维护健康美 古希腊西塞罗指出："优雅和美不可能与健康分开"。随着社会的进步、医学模式的改变以及护理学科的发展，人们对健康的需求已从保障生命、保证生计、支持生长发展到享受生活、维持生态的高度。这就不仅要求护士要主动、系统、全面地了解患者身心的整体情况，遵循形式美的组合规律，努力地帮助患者恢复健康，最大限度地维护人体美，更要求护士要不断加强自身审美修养，提高个人整体素质，积极地为人群提供科学的健康指导，帮助其树立新的健康理念，改变不健康的生活方式，主动参加健康管理，最大限度地维护健康的美（图 10-1）。

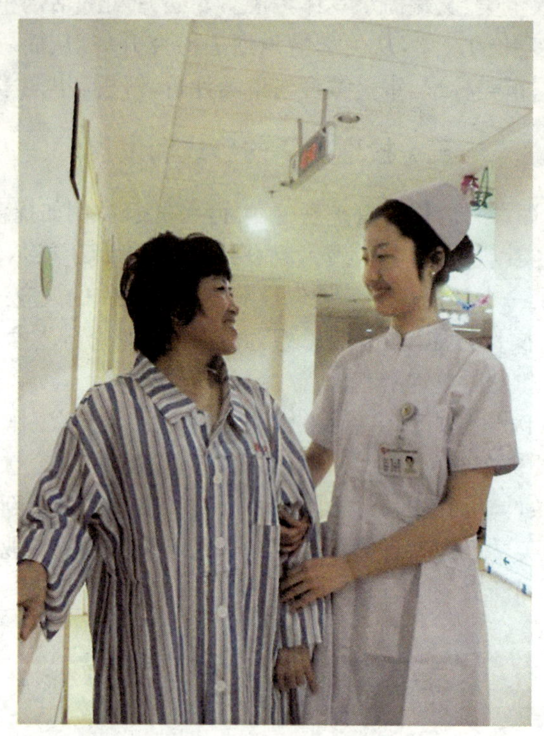

图 10-1 维护健康美

护士指导、协助患者进行功能锻炼，帮助患者维护健康美，不仅有助于患者健康的恢复，还可以通过有效的沟通培养良好的护患关系，树立医院和医护人员良好的社会形象。

3. 注重行为美 培养良好的美学意识是做好护理工作的前提。护士不仅应依据美学理论，为患者营造温馨、整洁、舒适的就医环境；更应牢记护士"促进健康、预防疾病、减轻痛苦"的基本职责并把它作为一切护理行为的出发点，不断总结护理行为对患者产生的影响，使患者在接受护理的同时感受到人性中最美的一面。

护士在护理工作中，不仅应提供高水平的护理技术，还应注意将尊重、理解、同情、安慰等情感融入整个护理过程中，充分体现护理活动中的形式美、社会美，提高患者的情感质量，激发患者向往美好生活、树立战胜疾病的信心；护士良好的慎独修养，处处体现出的诚信美德，可以提高患者的主动性，改善遵医行为，提高机体战胜疾病的能力；护士体贴入微的照顾、发自内心的关怀，可以增进患者社会适应的能力，改善生命质量。护士的行为美是职业美的体现，是护士美好心灵的自然流露和在行为上的延伸，是护理事业崇高美的外化形式。

一位因脑梗死住院的患者，左侧肢体活动不便，于是在晨间护理换病服裤子时护士小明总是给他挑裤腰处有橡皮筋的裤子，以后他一见到小明就翘起大拇指，嘴里还不住地念叨“好！好！”许多微不足道的“小事”往往能够体现出护士的整体水平与服务意识，护士投入的耐心细致，带给患者的是浓浓的暖意。

4. 体现形象美 我国古人用“站如松、坐如钟、行如风、卧如弓”来规范个人的基本体态美，也说明了优美的体态可以使人在动静之中展现气质、修养、品格等内在美。护士的职业形象美包含着丰富的审美价值，是护理职业内容与形式美的和谐统一，是护士内在美和外在美的有机结合与呈现。护士优雅、娴熟的操作美令患者感到安全、放心；得体的仪表美能带给患者温暖，燃起患者对生命的希望，增添战胜疾病的勇气；而通过护士的一举一动，一颦一笑所表达出的护理内在美则使患者得到心灵上的安抚(图 10-2)。

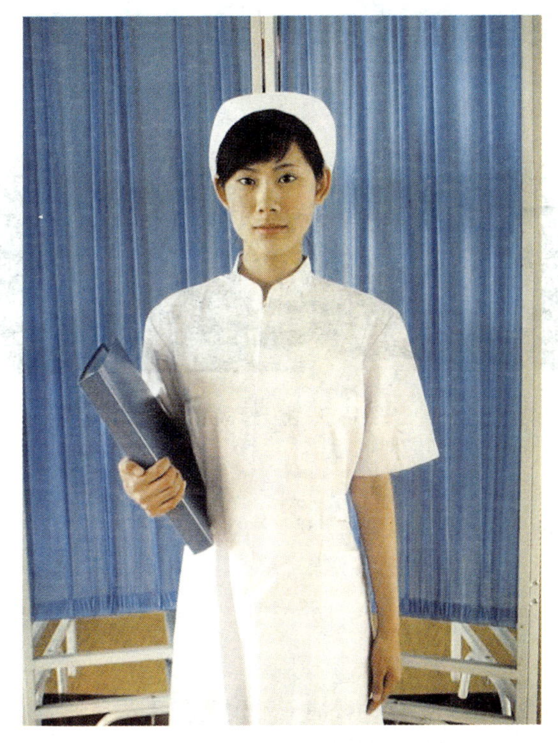

图 10-2 护士形象美

维护良好护士的职业形象，是维护医院整体形象的关键因素之一，更直接地影响着社会对于护士这一职业的评价，影响着护士在社会中的地位。正所谓“冰冻三尺，非一日之寒”，护士要塑造良好的形象美，必须在日常生活工作中注意养成良好的“身体语言习惯”，时时纠正不良习惯，处处提醒自己保持得体的形象。

（二）护理美学的审美功能

1. 调节功能 在护理实践过程中，审美主体（人）与自身、自然、社会之间可能会出现许多失衡、失谐、失调的心理状态。良好地运用护理美学理论，并通过各种方式的审美诱导、宣泄、转移可以使失衡的心理状态得到缓和，达到平衡、和谐。

2. 美育功能 护理美学审美的美育功能主要有：净化灵魂；促进寻求美；养成良好的行为习惯；增添精神愉悦。

3. 激励功能 护理美学审美的激励作用能够通过激发人们的内在审美潜能，增强自我超越的勇气和创造美的信心，激励人们去追求真善美。

（三）临床护理中的美学应用

1. 美学应用于护理环境 在临床护理过程中，运用自然美、艺术美、形式美等要素对病区环境布置做出整体规划，使医院环境兼具实用性和审美性的双重功能，可以有效地提高医疗效果（图 10-3）。

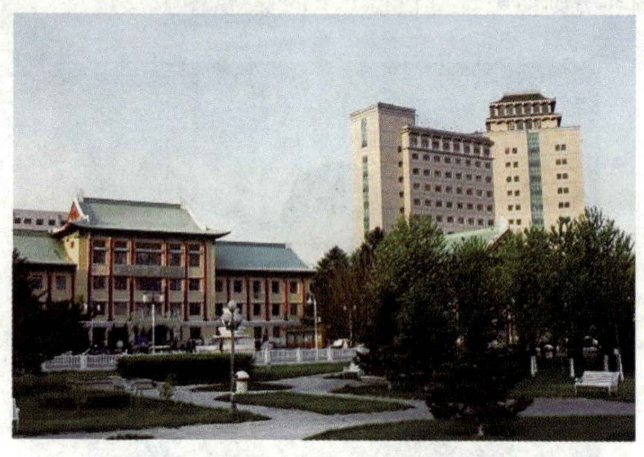

图 10-3 护理环境美

花园式医院环境有利于患者身心健康。现代化医院越来越重视患者住院环境的建设，包括良好的硬件和周全的软件，以更好地为各类患者服务。

2. 美学应用于护理实践 在工作中，护士不仅要注重语言沟通的美、行为举止的美，还应充分尊重理解患者，在护理中体现出宽容美；在各项操作中以娴熟的技术、敏捷流畅的动作体现出护理形式美；在抢救急重症患者时紧张有序、无私奉献更能体现出护理职业的崇高美。

3. 美学应用于不同患者 对于心理疾病的患者，护士可以利用自然美疗法，使其亲近自然，放松心情，释放压力，使不良情绪得以宣泄，最终达到辅助治疗的目的；对于不同年龄、性别的患者，护士在实施护理行为时，要考虑到患者在生理和心理需求上的差异性，使护理行为更具有对应性，真正体现护理行为美；对于不同病情的患者，护士不仅要依据护理级别对患者实施护理行为，更要从整体护理角度出发，针对个体，适时调整护理计划，使护理具有个性美，充分表现出护理工作中的人性美，帮助患者维护健康美、感受生活美。

南丁格尔曾说过:“人是各种各样的,由于社会职业、地位、民族、信仰、生活、习惯、文化程度的不同,所患的疾病与病情也不同,要使千差万别的人都能达到治疗或康复所需要的最佳身心状态,本身就是一种最精细的艺术。”每一位护士都应在临床护理工作中灵活、恰当地运用美学知识,因势利导、因人施护,向世人展现出真善美的护理职业形象。

二、护生应具备的审美素质

(一) 思想道德素质

1. 美与道德相依存　最初的形式美的产生,与人类征服自然过程中的生产功利和道德功利是分不开的。在道德和美产生之初,人们面对艰苦的生活条件,必须依靠智慧、勤劳、勇敢、坚毅才能征服自然,走出黑暗而又漫长的年代。于是这些品质就被认为是人类优秀的道德品质。在人类欣赏、追求这种道德品质的同时,美也就产生了。

美所包含的道德意义在艺术作品中的表现也是十分明显的,历代的思想家也常把艺术作为进行道德教育的工具。在希腊著名悲剧《被缚的普罗米修斯》中表现了普罗米修斯为了造福于人类,把火种偷给人间,而不惜牺牲自己的那种崇高的英雄气概,数千年来一直激动着人们的心灵。由此可见,艺术形象激动人心的地方正是道德力量的体现。

2. 审美情感与道德情感相关联　中国近代思想家梁启超认为,人类一切动作的原动力是情感,人通过情感的唯一道路是把个体生命和思想行为合二为一,他主张通过艺术的陶冶“将情感善的美的方面尽量发挥,把邪恶的丑的方面渐渐压服淘汰下去”。这里所说的情感的扬善抑恶正是道德情感的培养,正是审美情感表现道德情感的具体体现。道德情感一旦与审美情感结合起来,就成为一种道德意志,进而成为道德行为,道德与美即融为了一体。

3. 道德修养制约审美修养　如果一个人没有较高的道德修养,就一定不会有较高的审美修养。

俄国大作家安东·契诃夫和他的两位哥哥(亚历山大·契诃夫和尼古拉·契诃夫)都从事艺术创作。亚历山大是位颇有才华的作家,尼古拉是个画家。然而两个哥哥的道德修养却较差,审美修养也不高,没有明确的生活目的和远大的理想,思想空虚,没有完整的人格。亚历山大粗暴专横,不讲礼貌,任性胡闹,没留下一篇有价值的作品,毫无价值地虚度了一生,默默无闻地死去。尼古拉工作懒散,生活放荡不羁,把才能淹没在酒罐里,才31岁便死去了。而契诃夫则完全不同于他的两位哥哥,他热爱祖国,同情人民,对事业和社会有着强烈的责任心,对朋友、对家庭有着强烈的爱。他谦逊、诚实、善良、质朴。正因为契诃夫具有高尚的道德,他才能分清正义、邪恶,并满怀激情地去表现美和揭露丑,从而创作出了许多的艺术珍品。

4. 道德形象的审美意义　道德形象指道德主体及其动作、姿态、表情、言语等,是道德主体内在道德价值的外化,道德形象能在人们心理上呈现出某种情感色彩,因而具有审美价值。

“慎独”是护生道德素质的核心,也是道德形象的具体表现。“慎独”是指一个人独处时,仍能坚持道德信念,按照道德原则行事。它是道德修养所要达到的一种较高的精神境界。护士的许多工作是在患者不知情的情况下进行的,他人难以监督,在很大程度上需要靠自身的道德修养、服务理念和工作责任心。因此护生作为未来的护士，应有意加强“慎独”修养，以善为美，从小事做起，坚持道德修养的自觉性、坚定性和一贯性。并进一步从中认识美、感受美、体验美，提高自己的审美修养。

护生的道德素质应该具备三个层次：①从社会角度看：护生是一个社会的人，应当遵守公民的基本道德规范，做一个有道德的人；②从学校角度看：护生是一名学校成员，应当自觉遵守学生的道德规范，做一个品学兼优的好学生；③从个人角度看：护生是一个文化知识水平相对较高的群体，应当按照更高层次的道德标准严格要求自己，使自己成为社会的道德楷模。

（二）专业情感素质

要成为一名合格的护士，只有专业知识是远远不够的，因为只有付出情感，人们才能在事业中得到乐趣，获得美的感受，一个人对自己所从事的职业缺乏兴趣，没有感情，那将一事无成；反之，热爱自己的专业，聚精会神，全力以赴，才能有所成就。如果一个护士不喜欢自己的专业、不热爱自己的专业，那么工作对她而言，可能只是获取生存的途径和手段，根本无法从中发现美、欣赏美，更不会在工作中获得任何美的感受。

现代护理学的奠基人南丁格尔以及许许多多为护理事业作出卓越贡献的护理界精英们之所以能表现出那样顽强不屈的毅力，那样不惜一切代价推动护理事业进步的勇气，正是基于她们有一种无私的奉献精神，基于她们对护理事业的热爱。但是如果对专业不精通，没有真才实学，要想作出贡献也是不可能的。

护生作为未来的护士，不仅应注意培养自己从工作中发现美、欣赏美的能力，拥有“善于聆听美的耳朵”和“善于发现美的眼睛”，学会从工作中获得美的享受。更要勤奋学习，刻苦钻研，不断进取，对技术精益求精，做一个有益于社会的人，从而实现自我的人生价值，使自己的情操得到更高层次的陶冶。

（三）文化艺术素质

1. 文化素质是审美的基础

(1)审美认识过程中表现着一个人的文化修养：在欣赏美和创造美的过程中，对美的事物的形式、形象的感觉和知觉是激发审美情感的前提。美感活动在情景交融的艺术境界上表现尤为突出。如元朝马致远的《秋思》小令：“枯藤老树昏鸦，小桥流水人家，古道西风瘦马。夕阳西下，断肠人在天涯。”通篇并无秋思字样，却通过描写枯藤、老树、昏鸦，小桥、流水、人家，古道、西风、瘦马、夕阳十个景物和一个断肠人，处处体现了秋思，委婉含蓄地表达了作者的情感，引起读者的共鸣。

(2)审美情感活动中渗透着一个人的文化修养：任何美感中的情感活动都是具有鲜明特色的。无论是一般的情感活动还是美感中的情感活动都必须以认识判断为基础。情感活动不可能离开认识，而认识则是建立在文化修养基础之上的。

(3)美感的想象活动中体现着一个人的文化修养：审美的联想形式，是以审美主体的背景材料作为依据的，没有审美主体的知识和经验积累，联想就不能展开。

梅花惹人喜爱，诗人咏梅，画家画梅，王安石的一首“墙角数枝梅，凌寒独自开。遥知不是雪，为有暗香来。”借梅说明了坚强高洁的人格所具有的伟大魅力；毛泽东的“已是悬崖百丈冰，犹有花枝俏”，借梅表达了革命者的坚强意志。类似这些借助梅花来抒怀写意的诗篇，都饱含着艺术家的思想和情感，表现了艺术家的人生理想和生活追求。

2. 护生应具备的审美文化素质

(1)有一定的历史知识和社会知识:世界上的主要文化传统都有自己的核心特征,也就是都有自己的经典。在这些经典著作中包含着一定的哲学思想、道德伦理观念、行为规范等。护生应注重对历史知识和社会知识的学习,以使这些文化得以维持、保存和发展,并用来指导自己的行为。

(2)对艺术特点有一定的了解:任何艺术形式,都与人类情感结构有着一致的地方。正因为贝多芬的音乐主题永远是“穿越苦难,走向光明,通过斗争,获得胜利”,才被人们称为“乐圣”,成为千百位杰出音乐家和千百万音乐爱好者崇拜的偶像。所以护生应注意体味艺术作品中巧妙结合的外在形式与内在情感,在领悟微妙难言的人生意味之中,提高自己的审美能力。

(3)具有一定的审美想象力和理解力:艺术家在创造艺术意境时总是尽量把无穷之意概括在有尽之言中,从而能够做到言有尽而意无穷。如聂耳的《大路歌》,我们不但听到了雄浑、深沉、洪亮的声音、节奏和旋律,而且领悟到了一种无以可挡的力量,一种工人阶级创造世界历史脚步的无穷威力。

(四)身体心理素质

1. 身体素质和美 体育运动通过训练人体功能,使人体姿势优美、精神饱满。在体育运动中表现出来的“永不放弃、永不气馁、永不低头”的风格,又是一种精神的美。在体育运动中处处都有美的节奏和韵律,这种种审美因素也正是审美素质所要求的。护生应积极主动参加体育运动,在运动中塑造健全的体魄、旺盛的精力,为塑造审美心理结构奠定良好的物质基础。

2. 心理素质和美 随着经济社会的发展、医疗科技的进步,人们的身体健康水平已大大提高,但随之而来的是社会竞争加剧,心理疾病增多,塑造高素质的人才必须重视心理素质的培养。贝多芬的不朽,不仅在于他伟大的音乐,更在于他的苦难历程、民主理想、斗争精神和伟大的人格,在于稳定而坚强的心理品质。

贝多芬的一生充满苦难:他不是莫扎特式的神童,却从4岁起就不得不在父亲的逼迫下学习钢琴和提琴,失去了童年的欢乐;他感情丰富,热爱生活,却多次失恋,终生未婚;他视音乐为生命,大器晚成,30岁后刚刚开始写出交响曲,却渐渐失去了听觉;他追求真理,向往民主,却不得不承受因法国大革命屡遭挫折给他带来的沉重心情。但在逆境面前,在权势面前,贝多芬却从来没有低下高贵的头颅。他战胜了个人的痛苦和不幸,用饱满的热情、坚强的意志,用充满哲理性思考、充满斗争精神的音乐,与命运抗争,与黑暗的现实抗争。在他的音乐里,没有个人的痛苦,没有个人所受的磨难的记述,更没有逃避现实的无病呻吟。即使在他内心最苦闷的时候,感到的也是“只为穷人的福利而演奏”是“多么幸福”,即使在失恋的时候,他抒发内心痛苦的音乐也被后人称作“月光奏鸣曲”,带给世人美好的享受和无穷的回味。

在这几种素质中,文化素质是基础,思想道德素质是核心,专业情感素质是保障,身心素质是载体,而最终形成的审美素质是辅翼。各种素质互相促进,互相渗透、在真善美中达成统一。

(董 蔷)

(一) 思考题

1. 简述临床护理中的审美原则。

2. 联系实际谈谈应从哪些方面提高护生的审美素质。

3. 举例说明护理美学有哪些审美功能。

(二) 实践训练题

1. 分组去附近医院观察护士的美体现在哪些方面,并讨论总结。

2. 自我或相互审视,自己离一名“美”的护士还有哪些差距?如何改进?

附录:《护理美学基础》教学大纲

一、课程简介

《护理美学基础》是按照美的标准培养人的形象化情感教育,是素质教育的重要组成部分。其目的是培养护生在对自然美、社会美和艺术美的鉴赏过程中,运用科学的方法对美肯定、摄取,对丑否定、摒弃,从而达到以美启真、以美引善、以美怡情的教育目的。

《护理美学基础》作为护生的一门基础课程,简要阐述了美学基本理论及其在护理专业中的应用。其总任务是激发护生审美情感,提高护生审美意识和审美水平,培养科学精神和创造性思维习惯,全面提高护生的综合职业能力。

本课程学科理论较为抽象,教学活动除课堂讲授外,可主要采用讨论、自学、角色扮演、作品欣赏等方式进行,以提高审美能力。并可通过提问、观察、作品分析等形式进行评价。

本课程以完成《心理学基础》、《护理礼仪》、《护理人际沟通》等课程学习后开设最为适宜,总课时 36 学时,亦可根据各专业具体情况进行选学。

二、课程目标

通过本课程的学习,学生能够:

1. 阐述美、美学的一般理论。
2. 简述美感与审美的概念、内容、特征及审美心理机制。
3. 概述自然美、社会美、艺术美的特征、审美功能,具有一定的鉴赏能力。
4. 能够正确阐释形式美的理论和应用。
5. 能够正确描述优美和崇高的不同及各自特点。
6. 能够正确理解并比较出悲剧和喜剧的不同美学特征与审美功能。
7. 具有正确欣赏美与评价美的能力。

三、学时分配

单元	学时		
	理论	实践	合计
1. 绪论	2	0	2
2. 美与美学	2	0	2
3. 美感与审美	2	0	2
4. 自然美	2	2	4
5. 社会美	2	2	4
6. 艺术美	4	4	8
7. 形式美	2	2	4
8. 优美和崇高	2	2	4
9. 悲剧和喜剧	2	2	4
10. 护理美学	2	0	2
合计	22	14	36

四、单元目标

单元	目标	内容	学时		教/学活动	评价
			理论	实践		
1. 绪论	1. 阐述美育的概念、特点、原则和功能。 2. 简述美育的途径。 3. 联系实际谈谈护理美育与人文护理的关系。	1. 美育的一般理论。 2. 美育的发展简史。 3. 护理美育与相关教育。 4. 护理美育与人文护理。	2		讲授 自学 辅导 讨论	提问 观察 作业
2. 美与美学	1. 简述美的构成与特征。 2. 谈谈如何学习美学。 3. 简述美学与相关学科的关系。	1. 美:本质与特征,起源与构成。 2. 美学:美学认知;产生与发展;美学与相关学科。	2		讲授 自学 辅导 讨论	提问 观察 作业 测验
3. 美感与审美	1. 说出美感概念与特征。 2. 简述审美心理机制与基本过程。 3. 简述护理活动中的审美。	1. 美感:美感认知;美感特征;起源与发展。 2. 审美:审美认知;心理机制;基本过程。	2		讲授 自学 辅导 讨论 讲评	提问 观察 作业 分析 作品

续表

单元	目　标	内　容	学　时		教/学活动	评价
			理论	实践		
4. 自然美	1. 阐述自然美的构成与分类。 2. 简述自然美的特征与审美功能。 3. 联系实际谈谈如何欣赏自然美。	1. 认知自然美:形成与发展;构成与分类。 2. 欣赏自然美:自然美的特征;审美功能;欣赏自然美。	2	2	讲授 自学 辅导 讨论 欣赏 讲评	提问 观察 作业 分析 作品
5. 社会美	1. 阐述社会美的构成与分类。 2. 简述社会美的特征与审美功能。 3. 联系实际谈谈如何欣赏社会美。	1. 认知社会美:产生与发展;分类与内容。 2. 体味社会美:社会美的特征;审美功能;护理活动中的社会美。	2	2	讲授 自学 辅导 讨论 欣赏 讲评	提问 观察 作业 分析 作品
6. 艺术美	1. 简述艺术美的本质审美功能。 2. 举例说明艺术美的审美特征。 3. 结合实际谈谈如何欣赏艺术美。	1. 认知艺术美:本质、特征及审美功能。 2. 鉴赏艺术美:语言、听觉、视觉、综合艺术。	4	4	讲授 自学 辅导 讨论 欣赏	提问 观察 作业 作品 分析
7. 形式美	1. 简述形式美的概念、特征及构成因素。 2. 形式美的审美功能有哪些? 3. 举例说明护理活动中的形式美。	1. 认知形式美:概念;形式与内容;构成。 2. 品味形式美:形式美特征;审美功能;人体形式美;护理活动中的形式美。	2	2	讲授 自学 辅导 讨论 欣赏	提问 观察 作业 作品 分析
8. 优美和崇高	1. 简述优美的美学特征与审美功能。 2. 简述崇高的美学特征与审美功能。 3. 谈谈在生活中所感受的优美与崇高。	1. 优美:认知优美;美学特征;审美功能;感受优美。 2. 崇高:认知崇高;美学特征;审美功能;感受崇高。	2	2	讲授 自学 辅导 讨论 欣赏 讲评	提问 观察 作业 分析 作品
9. 悲剧和喜剧	1. 简述悲剧的类型、特征与审美功能。 2. 简述喜剧的类型、特征与审美功能。 3. 举例说明悲剧与喜剧的转化与结合。	1. 悲剧:认知悲剧;本质与类型;特征与审美功能。 2. 喜剧:认知喜剧;本质与类型;特征与审美功能。 3. 悲剧与喜剧的关系。	2	2	讲授 自学 辅导 讨论 欣赏 讲评	提问 观察 作业 分析 作品

续表

单元	目 标	内 容	学时		教/学活动	评价
			理论	实践		
10. 护理美学	1. 简述护理美学的概念、性质与研究对象。 2. 举例说明临床护理中美学的应用。 3. 护生应具备的审美素质有哪些?	1. 认知护理美学:概念与性质;研究对象;形成与发展。 2. 应用护理美学:临床应用;应具备的审美素质。	2		讲授 自学 辅导 讨论 欣赏 讲评	提问 观察 作业 分析 作品

参考文献

1. 朱红. 实用临床护理美学. 太原：山西科学技术出版社，2006
2. 朱红. 实用护士礼仪. 太原：山西人民出版社，2000
3. 朱红. 美学基础. 北京：人民卫生出版社，2004
4. 朱红. 实用心理护理技术. 太原：山西科学技术出版社，2006
5. 朱红. 实用护士礼仪（彩图版）. 太原：山西科学技术出版社，2006
6. 王益锵. 护理美学. 北京：人民卫生出版社，2001
7. 高澍苹. 护理美学概论. 北京：科学技术文献出版社，2001
8. 仇春霖. 简明美学原理. 北京：高等教育出版社，1987
9. 张新宇. 护理美学与礼仪. 北京：人民军医出版社，2007
10. 朱光潜. 谈美书简. 上海：上海文艺出版社，1980
11. 王朝闻. 美学概论. 北京：人民出版社，1981
12. 阎国忠. 朱光潜美学思想研究. 沈阳：辽宁人民出版社，1987
13. 蒋孔阳，朱立元. 美学原理. 上海：华东师范大学出版社，1999
14. 顾建华，张占国. 美学与美育词典. 北京：学苑出版社，1999
15. 席勒. 审美教育书简. 上海：上海人民出版社，2003
16. 彭聃龄. 普通心理学. 北京：师范大学出版社，2004
17. 兰华，程辉龙. 护理美学. 南昌：江西高校出版社，2008
18. 姜小鹰. 护理美学. 北京：人民卫生出版社，2006
19. 史瑞芬. 护士人文修养. 北京：高等教育出版社，2008
20. 薛军霞. 护理美学. 郑州：郑州大学出版社，2008
21. 任小红. 护理美学. 北京：中国医药科技出版社，2005
22. 程跃英. 护理美学. 第2版. 北京：高等教育出版社，2010
23. 蒋国忠. 大学美育. 上海：复旦大学出版社，2002
24. 薄松年. 中国巨匠美术丛书. 北京：文物出版社，1998
25. 肖京华. 美学基础. 第2版. 北京：科学出版社，2008
26. 耿洁. 护理礼仪. 第2版. 北京：人民卫生出版社，2008
27. 高贤波. 美学基础. 北京：中国科学技术出版社，2008
28. 孙宏玉. 护理美学. 北京：北京大学医学出版社，2010
29. 李春卉. 护理美学与礼仪. 西安：第四军医大学出版社，2010
30. 林俊华，刘宇. 护理美学. 北京：中国中医药出版社，2005
31. 朱光潜. 西方美学史. 南京：江苏文艺出版社，2008

32. 叶朗.现代美学体系.第2版.北京:北京大学出版社,2007
33. 曹廷华,许自强.美学与美育.北京:高等教育出版社,1997
34. 汪宝德.美育.北京:人民卫生出版社,2004
35. 吴先娥.护理美学.北京:高等教育出版社,2004
36. 蒋国忠.新编大学美育.上海:复旦大学出版社,2003
37. 王晶.护士修养与礼仪规范.北京:科学普及出版社,2000